DESORDEN ALIMENTICIO

Hacer la paz con los alimentos

SIMON GRANT & SOPHIA DURNER

Tabla de Contenidos

Introducción

Sé de primera mano cómo se siente tener tu propio cuerpo y mente como se siente tu peor enemigo. He tenido una relación insalubre con la comida desde que era un niño, y no puedo decir que estoy orgulloso de eso. Pero las cosas están mejor ahora. Estoy mejor, y con un poco de ayuda, sé que tú también puedes ser mejor.

Si estás leyendo este libro, eso significa que tú o alguien que te importa están sufriendo de trastorno de atracones. Compartiré mi historia contigo, te mostraré la salida de estos restos, y caminaré por ti en cada paso del camino.

Sé que algunos de ustedes pueden haber perdido la esperanza. Juro que hubo momentos en los que me sentía completamente desesperada. Sentí que me veía comiendo desde afuera, como una escena de una película de terror, mientras sucedía imágenes de un desastre imparable ante mis ojos. A veces la culpa que sentí después era tan mala que incluso quería morir. Mi vida fue un desastre, y todo parecía tan injusto. Estaba perdido en una cueva oscura, y no podía ver la salida.

Sin embargo, puedo decir con orgullo que puedo ver la luz ahora. Había una manera de salir de allí, y pude recuperar el control sobre mí mismo lentamente. Ya no siento que mi propio cuerpo y mi mente estén trabajando en mi contra, y si hubiera esperanza para mí, créeme, también hay esperanza para ti.

He colocado sólo las recomendaciones y estrategias que realmente me ayudaron en este libro. No puedo estar 100% seguro de que esto va a funcionar con todo el mundo porque no somos todos iguales, pero me hubiera encantado tener a alguien de mi lado para decirme todo lo que voy a compartir con ustedes cuando lo necesitaba.

También hice mucho estudio sobre esta enfermedad. Las cosas son muy diferentes ahora, ya que ha sido reconocido por el DSM 5, y hay mucha más información al respecto. He estudiado este tema a fondo, y te daré las mejores herramientas que encontré allí - herramientas que deseaba tener al principio de todo.

Sin más demora, lleguemos al fondo de esto, y al final de este libro, te veré en el otro lado.

Y le aseguro que la vista es mucho mejor desde aquí.

Capítulo 1

Conozcame

En primer lugar, empecemos por hacerle saber quién soy. Mi nombre es Sophia Durner. Tengo 32 años y tengo un marido y dos hermosas hijas, y he estado viviendo en California toda mi vida. Mido 5'6" de alto, y peso 165 libras, así que ya sabes lo que esto significa. Tengo un potbelly, una barbilla doble, piernas gordas, y brazos con esa grasa repugnante que permanece debajo, y tengo mango de amor después mango de amor apilado en ambos lados de mi cuerpo. Sé cómo me veo. Soy muy consciente de ello, y siempre he sido consciente de ello, pero esto es algo que vamos a investigar en este libro, así que no nos adelantemos todavía.

Soy profesor. Siempre he querido trabajar con niños, y ahora puedo decir que esta es mi verdadera vocación. Me encanta enseñar, amo a los niños, amo a mis hijas, y amo la forma en que soy como una segunda madre para mis estudiantes. Es cierto que no gano mucho dinero, pero mi marido trabaja en la industria de TI, así que somos capaces de vivir una vida cómoda.

Vengo de una familia numerosa. Crecí alrededor del olor de la comida casera, el desorden causado por peleas entre hermanos, y la música que mi padre solía tocar para nosotros de vez en cuando. No puedo decir que tuve una infancia horrible; Sé que tengo más suerte que la mayoría de la gente en el mundo, y no puedo quejarme de la escasez financiera, pero eso no significa que todo fuera perfecto. Soy la tercera de cuatro hermanas. Como soy el único que tiene sobrepeso, me averguenza decir que siempre me he sentido como el patito feo de la familia. Esta es una historia tan común que probablemente la hayas escuchado muchas veces, pero para mí, es la verdad, y sé que esta también puede ser la verdad para algunos de ustedes.

Mi madre es una gran cocinera, y mis recuerdos de la infancia están manchados por el olor de la comida. La comida siempre ha significado mucho para mí. No sólo era mi alimento, sino que también proporcionaba paz, felicidad y esa cálida sensación que siempre he relacionado con mi hogar. Siendo honesto, tal vez esto tuvo algo que ver con el desarrollo del Trastorno de Binge-Eating, pero no soy un experto, e incluso si lo hubiera hecho, tal vez tus historias son completamente diferentes, y tu enfermedad se desarrolló de una manera completamente diferente. La comida que me dio mi madre me hizo sentir muy bien, y a veces, parecía que era lo único que tenía en mi vida, así que creo que era una forma de afecto para mí. Lo que sí sé con certeza es que lo que mi terapeuta me dijo de mí definitivamente tuvo algo que ver con eso, y esta era mi baja autoestima debido a mi peso corporal.

Como he dicho anteriormente, tengo sobrepeso. He estado gorda desde que era una niña. Si añades esto al hecho de que soy más introvertido, podrás adivinar lo popular que era en la escuela. Fui víctima de acoso desde la escuela media hasta la secundaria. No sólo tuve a mis hermanas para recordarme lo diferente que era de ellas, sino que también me burlaron debido a mi peso todos los días en la escuela. Todavía tengo problemas con la autoestima, pero las cosas están mejor ahora. He perdido algo de ese peso, y todavía voy a bajar en la báscula. Además, he venido a cambiar mi mentalidad. Tener sobrepeso ya no es un gran problema para mí. No debemos valorarnos por los números mostrados por nuestra escala. Los seres humanos son mucho más que eso, y esto es algo que aprenderás a hacer más adelante en el libro.

Sólo te lo digo porque quiero que me entiendas y, lo que es más importante, si sientes que cualquier parte de mi historia se parece a la tuya, quiero que sientas que no estás solo. Esta fue una parte muy importante de mi terapia, y siento que realmente me ayudó, finalmente entender que no estoy solo.

Empecé a comer binge cuando tenía unos catorce años. Mis padres solían pensar que los bocadillos que desaparecieron de los armarios de la cocina eran debido a los cuatro. La verdad era que solía tomar estos bocadillos, llevarlos a mi habitación y bajarlos mientras leía libros o veía la televisión. Al principio, lo hacía cada vez que tenía un día duro en la escuela. Entonces empecé a hacerlo cuando me aburría, o algo me hizo sentir mal, o hice un poco de pensar demasiado hasta que estaba de mal humor, entre muchas razones diferentes. Pronto me di cuenta de que era incapaz de controlarlo. Mi peso corporal fue cuesta arriba, mi autoestima bajó al ver mis caderas crecer más anchas, y mi vientre se hizo más grande, y cuanto peor me sentía por mí mismo, menos podía controlar cada episodio de atracón.

Así que, ahí lo tienes. Aquí es donde comienza mi historia. Soy maestra de escuela, esposa y madre. Soy una hermana y, lo más importante, soy una sobreviviente de Binge-Eating. En este momento, soy el autor de este libro, y seré tu guía mientras te sacamos del mismo laberinto en el que estaba.

Y vamos a pasar por esto juntos.

Capítulo 2

Mi tiempo más oscuro

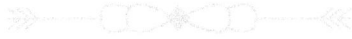

Empecé a comer binge cuando tenía unos catorce años. Yo ya tenía sobrepeso, era un introvertido, y mis compañeros me estaban dando un mal momento por eso. Todos los días oía a la gente reírse a mis espaldas, la gente me miraba con expresiones burlesca en sus rostros, y en su mayoría me evitaban, como si fuera una especie de leproso. Pude sobrevivir sobre todo gracias a mi mejor amigo. Se llamaba Susan, y era un ángel enviado por los cielos para cuidar de mí.

Susan y yo solíamos sentarnos juntos durante el almuerzo. Hablamos de los libros que estábamos leyendo, y nos mantuvimos compañía durante el recreo. Era mi amiga desde quinto grado. Ella fue la única que me mostró algo de bondad en la escuela, y estaré eternamente agradecido por ello. Tristemente, ella tampoco era muy popular. Sin embargo, supongo que se podría decir que al menos nos teníamos el uno al otro. Esa fue la verdad hasta noveno grado cuando su padre fue trasladado a Indiana, y tuvo que dejar mi escuela. Estaba devastada, y ya lo pasé mal conmigo misma. Las cosas ya estaban mal para mí, y de repente tuve que enfrentarme a la escuela por mi cuenta.

Obviamente, mis episodios de Binge-Eating empeoraron. Es difícil ser un adolescente. Es más difícil ser un adolescente que es víctima de acoso escolar, así que tendrás que imaginar lo que es pasar por esto por ti mismo. Algunos de ustedes, por desgracia, no necesitan imaginarlo. Algunos de nosotros que sufríamos de Trastorno de Atracón tuvieron que pasar por dificultades muy similares. Supongo que se podría decir que es parte de la vida, pero eso no significa que sea fácil, o justo. El hecho es que estaba solo, y fue entonces cuando mis impulsos de atracón comenzaron a golpear más fuerte, y mis defensas eran más bajas.

Mis primeros episodios de atracones no fueron tan grandes. Tal vez hice una o dos bolsas de palomitas de maíz en el microondas, las mezclé en un tazón con queso, galletas, a veces cereales, y me lo comí mientras leía en mi habitación. A veces me hacía tres o cuatro sándwiches de mantequilla de maní y jalea. Otras veces compré alrededor de uno o dos paquetes de galletas Oreo y me las comí todas a la vez. Esto era algo que mantuve en secreto. Ni siquiera Susan sabía de esto. No quería que nadie me viera así, así que normalmente lo hacía en medio de la noche, en la fortaleza de la soledad que era mi habitación.

Ahora, empeoró después de que Susan se había ido. Empecé a mentira a mis padres para conseguir más dinero para la escuela sólo para poder comprar más comida para mí. Solía tomar un batido, una hamburguesa de queso, papas fritas y un brownie de helado. Comí todo esto en unos veinte o treinta minutos, y cuando llegué a casa, cené con mi familia. Otras veces hacía el mismo tazón de palomitas de maíz, pero usaría de 3 a 4 bolsas, queso, galletas saladas, cereales, osos gomosos y barras de caramelo. Otras veces, me quedaría un galón entero de helado para mí. No hace falta decirlo. Me sentí absolutamente terrible después de estos atracones. Estaba fuera de control, y una vez que empecé, no pude parar. Por supuesto, estaba terriblemente avergonzado, pero también estaba extremadamente lleno y sentía como si mis intestinos estuvieran a punto de estallar, y sin embargo, no pude evitar llegar a ese punto.

Mi madre siempre me ha amado, como yo. Nunca se preocupó por mi peso mientras yo fuera feliz, e hice todo lo posible para hacerla pensar que no era miserable. Ya tenía las manos llenas con mis hermanas. Mi hermana mayor estaba constantemente causando problemas en la escuela, así que realmente no la culpo por ser incapaz de darme cuenta de que tenía problemas con mi peso. Mi padre estaba casi ocupado en el trabajo para darse cuenta, y dejó la mayor parte de nuestra educación con mi madre, así que no hay manera de que hubiera sido capaz de darse cuenta de todo lo que estaba pasando si mi madre no fuera capaz de hacerlo. Y mis hermanas tenían sus propias preocupaciones y vidas, estaban demasiado ocupadas con sus propios deberes y obligaciones sociales para ir a llamar a mi puerta en medio de la noche.

Creo que la primera vez que se enteró de esto fue un par de meses después de que mi Binge-Eating había empeorado; cuando ya no podía encajar en mi ropa y tenía que pedirle un nuevo armario. La escala señaló que había ganado alrededor de 12 libras, subiendo a 181 libras. Mis ojos estaban probablemente llorosos como una señal de la inundación que estaba sucediendo debajo. Me agarró, me agarró con los brazos y me dijo que iba a estar bien. Recuerdo sentir que no la merecía. Ella me estaba ayudando a superar un lío en el que me había metido con mi falta de autocontrol, pero mi madre es una persona hermosa, y tengo mucha suerte de tenerla.

Eso fue claramente otro golpe profundo - el hecho de que tenía que conseguir un nuevo armario sólo me hizo sentir peor. Tuvimos que ir de compras. Tuve que despedirme de las pocas prendas que realmente me gustaban, y mi mente no podía dejar de deserción el hecho de que era una desgracia gorda, una verguenza, una ballena terrestre, algo que deseaba con todo mi corazón que no lo era. Para aquellos de ustedes que han pasado por la experiencia de conseguir un nuevo armario porque han ganado peso, ya saben lo que se siente esto. La verguenza de ponerse la ropa nueva, mirarse en el espejo y darse cuenta de cómo se ve, es insoportable. No debería ser una sorpresa para nadie que tuve un gran episodio de atracón esa noche.

Mis compañeros de clase no tardaron mucho en ponerse al día. Se dieron cuenta de que mi ropa cambió, y subieron el calor del acoso. Llegó al punto en que lloraría en los baños de la escuela. Era extremadamente infeliz. A veces incluso me atraganto con mis lágrimas, mojando galletas y Pringles con su sabor salado y repugnante. Llorando a ti mismo en un baño público, no un lugar absolutamente privado, sabiendo muy bien que en un momento dado alguien podría entrar y escucharte así, ese es un hoyo que no desearía a nadie.

Empecé a leer sobre dietas. Ya no quería tener sobrepeso; Deseaba que un genio pudiera aparecer y concederme un deseo para poder dejar de ser así. Así que empecé a comer menos en mis comidas regulares. Incluso traté de saltarme algunos de ellos, pero al final del día, estaba tan hambriento, ansioso y cansado que me asuntó un nuevo episodio de atracón. No quería que nadie de mi familia supiera que estaba tratando de bajar de peso porque era vergonzoso tratar de mantenerse en una dieta, perder peso y fallar tan duro en ella. Mi fracaso fue hecho evidente por todos a mi alrededor en la escuela, y francamente, cada vez que veía ese reflejo en el espejo.

Ya no podía esconderme como me sentía. Mi madre ya era consciente de eso, así que trató de ayudarme cocinando comidas más saludables y reemplazando la mayoría de nuestros bocadillos por alternativas más saludables. Nuestras bolsas de compras ya no estaban llenas de Cheetos y Oreos, y en su lugar, mi madre compró diferentes tipos de fruta. En lugar de las tiras de tocino habituales, huevos revueltos y tostadas para el desayuno, mi madre nos dio avena con un plátano. No conseguimos encontrar tu ubicación exacta. Esto me hizo sentir aún más culpable porque ahora mi madre estaba tratando de hacerme perder peso por un lado mientras perdí sus esfuerzos con cada atracón en el otro. Me hizo sentir como si la estuviera decepcionando. Además, sentí que ahora mi familia tenía una razón para resentirme. También estaban atascados con mi cambio de dieta, y nadie dijo nada al respecto. Los labios de mi hermana estaban sellados, pero no pensé que fuera justo para ellos, y no puedo imaginar que hubieran sentido lo contrario.

Para ser justos, mis hermanas no me dijeron nada al respecto. Podía sentir su resentimiento. Sé que les encantaba la cocina de nuestra madre tanto como yo, y ahora se vieron obligados a comer una versión tonificada de ella. Cuando empezamos a comer menos hamburguesas y más ensaladas, su descontento era evidente. Y sin embargo, nunca me dijeron o me hicieron nada, a pesar de que obviamente fui la razón de ese cambio de dieta.

A veces me sentía tan mal por mí mismo, tan defectuosa, tan inadecuada, que quería morir. Quería que todo terminara. Esta no era forma de vivir; esto fue tan injusto. No podía controlarme. Otras veces, mi tristeza y angustia fueron reemplazadas por la ira. Yo estaba enojado conmigo mismo; Yo fui el que me hizo esto después de todo. Debí haber sido capaz de elegir cuándo, cómo, qué y cuánto estaba comiendo, como cualquier otra persona, pero no lo estaba. Yo fui el culpable, y mi miseria fue por mi culpa. Cuando me miré en el espejo, vi a mi peor enemigo. La odiaba tanto, y por la forma en que me estaba tratando, por las cosas que me estaba haciendo hacer, estaba segura de que el sentimiento era mutuo.

Sin embargo, nunca me sentí en riesgo de suicidarme. Sabía que no tenía agallas para hacerlo, y el pensamiento de mi madre me impidió considerarlo como una alternativa viable. Ella no se lo merecía. Ella no merecía llegar a casa un día y descubrir que su hija se había ido, se lo llevaron tan temprano y, sobre todo, de una manera tan terrible.

Pero eso me dejó exactamente donde estaba. Todavía tenía un gran problema, todavía era miserable, y todavía era víctima de acoso escolar, y todavía me odiaba a mí mismo. Me estaba hundiendo profundamente en mi depresión. Todavía comía comida que podía alimentar a tres hombres adultos, y no podía evitarlo. Estaba fuera de control.

Esto siguió adelante hasta un día; uno de mis compañeros decidió que sería una gran idea derramar su yogur sobre mí frente a toda la cafetería. Dijo cosas horribles sobre mí que no escribiría aquí, pero no importa de todos modos. Lo único que importa es lo mal que me sentí. Salí corriendo de allí mientras los otros niños se burlaban de mí, y la escuela llamaba a mis padres. Tuve que volver a la mitad de corazón y sentarme con ellos mientras el director daba una conferencia a mi compañero de clase sobre la política de la escuela con respecto a este tipo de comportamiento. El chico fue suspendido, pero esto empeoró todo. Me sentí aún más humillado porque ahora mis padres estaban involucrados, ahora sabían de las cosas horribles que me sucedieron dentro de la escuela. Me hizo sentir como una decepción.

En ese momento, quería desaparecer. Quería dejar este mundo tan mal que empecé a imaginar maneras de hacerlo. No pude ver una manera de salir de mi miseria. Estaba engordando, me odiaba a mí mismo, odiaba mi cuerpo, y las cosas que me hacían sentir así crecían en mí. Era como montar en un tren incendiado, un tren dirigido al infierno. Sabes que no quieres estar ahí; sabes que quieres salir, especialmente antes de que llegues más lejos porque cuanto más avanzas, peor se pone todo, pero simplemente no sabes cómo parar. No pude parar mis episodios de atracón. Podía sentir un deseo de muerte creciendo dentro de mí, y tampoco estaba seguro de haber sido capaz de controlar lo mío.

Este es el más bajo que había sido. Llegué a pesar 188 libras. Estaba totalmente disgustado por mi propia reflexión. Ya no podía mirar a mi padre a los ojos debido a la verguenza que sentía. Estaba atormentado por una enfermedad que no sabía que tenía, y era mi peor enemigo.

Esto tenía que cambiar. Tuve que hablar en serio sobre eso, sobre mejorar. La lucha contra mi enfermedad empezaba a convertirse en una situación de vida o muerte. Ya sabes lo que dicen. Una vez que toques fondo, lo único que queda por hacer es subir.

Capítulo 3

El Verdadero Cambio es Sobre los Pequeños Pasos

En ese momento, supe que no podía seguir siendo como era. No estaba sano, no era normal, y finalmente me había dado cuenta de que no era cuestión de pasar por un par de meses o años difíciles. Mi comportamiento era inadecuado, y tuve que hacer algo al respecto.

Conoce a tu enemigo

Lo primero que hice fue investigar. Ya me consideré como una persona deprimida. Había oído que uno de los síntomas era un aumento en el apetito, así que esa fue mi primera suposición.

Empecé a leer páginas web, foros, incluso libros en la biblioteca. Después de algunas investigaciones, pude entender un par de cosas mejor con respecto a mi enfermedad mental.

Constantemente me sentía triste, tenía pensamientos suicidas, comía demasiado y dormía. También tenía una imagen muy baja de mí mismo, así que tenía algunas cosas en común con la depresión. No sabía si era una depresión mayor o algo más. Yo estaba sufriendo de algo por el estilo; después de leer sobre él, todo comenzó a tener sentido.

Al ver mi síntoma más relevante, mis atracones, me encontré con el trastorno de atracones y Bulimia Nervosa. Esto era más como mi enfermedad, tenía un trastorno alimenticio, y esto describía completamente al monstruo que vivía dentro de mí. Entendí que no era bulímico porque no purgaré. No podía controlar los impulsos de alimentación, no podía dejar de comer una vez que comencé un episodio de atracón, y sobre todo, me sentí horrible después. La diferencia con Bulimia Nervosa fue que no vomité, uso laxantes, ni compensaba de ninguna otra manera después de mis atracones.

Sé que esto puede sonar insensible, pero es la verdad. No pude evitar parecerme más a las chicas que sufren de Bulimia Nervosa. La mayoría de ellos eran flacos y hermosos, y sentí que no podía lastimarme ser más como ellos. Más tarde, me di cuenta de lo infantil que era pensar de esa manera. De cualquier manera, la diferencia era clara. Las personas que sufrían de Bulimia Nervosa sufrieron de Binge-Eating, también fueron incapaces de controlar sus impulsos con respecto a los alimentos que purgaron después, por lo que mantuvieron su peso (a veces incluso lo perdieron). Por supuesto, Bulimia Nervosa tampoco está sano, los vómitos constantemente son malos para el sistema digestivo, y aumenta el riesgo de desarrollar cáncer, por no mencionar la forma en que la enfermedad afecta tu mente. Nadie debería querer sufrir esa enfermedad.

Encontré el trastorno de comer atracones. En ese entonces, algunas personas hablaban de ello como separado sin ser o su propio trastorno, completamente separado de Bulimia Nervosa. Encontré esta descripción para que me convenga mejor. Yo estaba comiendo atracones; Estaba comiendo una cantidad anormal de comida en un pequeño período de tiempo. No pude controlarlo. Me sentí terriblemente culpable después, y lleno. Hasta el día de hoy, no estoy seguro de cómo mi estómago logró mantener todo dentro. Me aseguré de hacerlo cuando nadie me miraba porque me avergonzaba de ello. Estoy seguro de que no lo hice porque tenía hambre. También lo hice con suficiente frecuencia. Al principio, era una vez por semana más o menos, pero para mi peor período, estaba comiendo unas dos o tres veces por semana.

Así que eso fue todo, tuve que profundizar en ello porque no todo el mundo estaba hablando de esto, y no todo el mundo sabía qué hacer al respecto, pero estaba seguro de ello. Sufrí de trastorno de atracón, estaba enfermo y tuve que hacer algo al respecto antes de que las consecuencias empeoraran.

Primeros pasos

Lo que encontré cuando estaba buscando una solución a mi problema fue que la mayoría de la gente se centraba en perder peso. En ese entonces, las personas con Trastorno de Atracón-Comer eran tratadas como personas obesas. Fueron enviados a campamentos de grasa (mi padre casi me obligó a ir a uno, pero afortunadamente mi madre lo detuvo). Recibieron tratamiento conductual para bajar de peso, dieta y ejercicio. Si usted está sufriendo de trastorno de atracón-comer, y ha probado este enfoque, usted sabrá que esta no es exactamente la mejor manera de tratar a alguien que sufre de esta enfermedad, pero en ese momento era lo que tenía, así que decidí darle una buena ingesta.

Erigí un plan de dieta basado en comidas que eran ridículamente pequeñas, y comencé una rutina de ejercicios basada en estiramientos suaves y caminar durante unos 30 a 45 minutos. Al final del día, me moría de hambre. Estaba muy cansada, y perdía el control y comenzaba a comer atracones. Cuando mi episodio terminó, estaba tan avergonzado que solía acostarme en mi cama mirando el techo, evitando a toda costa ver cualquier parte de mi cuerpo desagradable. A la mañana siguiente, hice un esfuerzo mayor. Traté de comer menos, y traté de hacer más ejercicio. Mi ansiedad aumentó. Siempre estaba estresado, ansioso y hambriento. Mis episodios de atracón se estaban volviendo más agresivos, y no estaba perdiendo peso, lo estaba ganando.

Y así, había creado un ciclo negativo de autodestrucción. Me moría de hambre durante el día, luego llegué a casa y comencé con el vergonzoso desfile del plato después del plato de comida embarazosa. La mayoría de las veces, me desanimé por mi propio fracaso en mantenerme fiel a mi dieta, así que comencé a comer atracones inmediatamente después de eso. Si estuviera sola en la escuela y tuviera una galleta, que me desarraigara, y empezara a decirme algo en la línea de "Ahora no sirve de nada, ya hc fracasado, mejor voy hasta el final hoy y tengo un par de hamburguesas con queso en mi camino a casa".

Este enfoque no me estaba ayudando en absoluto. Todavía me sentía inadecuada, gorda y mayormente avergonzada. No pude controlarme. Si no tuviera la fuerza para evitar comer atracones, ¿qué me hizo pensar que podía hacerlo con mantener una dieta? La mayoría de las personas fallan cuando tratan de seguir dietas tan rigurosas. ¿Por qué tendría éxito, considerando que ya carecía de autocontrol en primer lugar?

Fue delirante creer que podía hacerlo, y honestamente, tomar esto como mi consejo, no trates de hacerlo tampoco. Tratar de seguir dietas fuertes y rigurosas es uno de los mayores errores que un Binge-Eater puede cometer. Lo sé ahora. Fui a mi terapeuta, y tanto el conocimiento como los tratamientos para el trastorno de atracón están más avanzados hoy en día. Sin embargo, si has intentado hacerlo, o si lo intentas ahora mismo, te deseo buena suerte, pero no te golpees demasiado si fallas. El trastorno por atracón no debe tratarse con dietas regulares ni ejercicio. El exceso de peso no es su enfermedad. Es la consecuencia de ello; el tratamiento debe centrarse en la enfermedad en lugar de las consecuencias.

Después de un par de meses, y ganando diez libras, supe con seguridad que esto no funcionaba. Había leído mucho sobre la importancia de recibir ayuda de su familia y amigos. También sabía que si me iba a tomar esto en serio, debería obtener ayuda profesional. Estaba evitando esto a toda costa porque no quería que mi familia se entere. Tenía miedo de la forma en que mis padres me miraban después de eso, pero había tratado de hacerlo por mi cuenta, y no funcionó.

Era hora de que buscara ayuda. Y puedo decir que esto es tan cierto para mí como lo sería para cada uno de ustedes.

Conseguir ayuda fue la elección correcta.

Capítulo 4

Involucrar a mi Familia

Para aquellos de ustedes que ya saben que están sufriendo de Trastorno de Binge-Eating y están leyendo este libro para averiguar qué hacer al respecto, esta es la primera recomendación verdadera que les estoy dando. Deberías, absolutamente, por supuesto, ir a tu familia en busca de ayuda.

Entiendo lo que algunos de ustedes se sienten acerca de esto. No quieres obtener ayuda porque no quieres que tu familia te vea así. Puedes pensar que tu enfermedad no es lo suficientemente grave, o definitivamente te verán como un bicho raro, una persona enferma, y aún no estás allí. Sigues siendo normal, y no mereces que te perciban de esa manera. Bueno, lo entiendo completamente, pero esa es la manera equivocada de decirlo. La verdad es que necesitas ayuda. Todos necesitamos ayuda. Todos necesitamos tomar nos en serio el Trastorno de Atracones, y si crees que no eres lo suficientemente malo como para decírselo a tu familia, aún te aconsejo que vayas ahora mismo. No querrás esperar a que las cosas estén tan estropeadas que no habrá manera de evitarlo.

Recuerdo que tenía tanto miedo que mis manos estaban sudando. Era la hora de la cena, y estábamos todos sentados alrededor de la mesa, y yo estaba repasando las palabras exactas que pretendía usar en mi mente. "Estoy sufriendo de trastorno de atracones; es una enfermedad real. Necesito tu ayuda". Mi frente estaba pegajosa, y mis rodillas temblaban. Sabía que tenía que repasar esto, necesitaba ayuda, pero no quería cambiar la forma en que mi familia me veía. Había pasado la última semana imaginando este momento, repitiendo los posibles escenarios una y otra vez en mi cabeza, y la mayoría de ellos me aterrorizaban. Pero di un salto de fe; por mi bien, convoqué el valor y lo hice.

Así que estaba en la mesa con mi familia. Respiré hondo, bebí un bocado de agua, me sequé los labios con la servilleta y comencé a hablar. "Mamá, papá, necesito decirte algo." Una vez que empecé la cabeza, pude sacar todo lo que estaba en mi mente. Tartamudeaba, me detenía cada vez que necesitaba reunir mis pensamientos, y reanudé hablando cuando encontré que las palabras continuarían. Para mi sorpresa, no me hicieron sentir mal en absoluto. Estaban muy preocupados por mi bienestar. Hasta el día de hoy, todavía estoy muy agradecido por mis padres, ya que eran tan comprensivos que me hicieron desear haber ido a ellos antes.

Y luego mi papá dijo algo que me dio escalofríos. "Muy bien entonces, vas a un campamento de grasa. Mi lado de la familia tiende a tener sobrepeso, y sé que no será bueno para su salud en el futuro". Mi padre tiene sobrepeso, pero no es peligrosa. Su hermano, por otro lado, es obeso, y su padre, mi abuelo, murió de un ataque al corazón, un evento relacionado con su peso.

Sin embargo, la idea de ir a un campamento gordo me aterrorizaba. Sabía lo que pasaba en esos lugares. Te obligaron a hacer enormes rutinas de ejercicio sin dietas. Ya sabía lo que ese tipo de rutina significaba para mí, y no era buena. Empecé a discutir con él, rogándole que entendiera que ya había probado la dieta y el ejercicio, y sólo empeoró las cosas, esperando que viera mi problema tal como era, una profunda falta de autocontrol. Cuando era adolescente de dieciséis años, no tenía grandes esperanzas sobre esto. No es fácil ser tomado en serio por tus padres cuando tienes esa edad. Si no fuera por mi madre, probablemente habría terminado ganando más peso en uno de esos campamentos.

"No te llevas a mi bebé, especialmente si no estamos seguros de que sea lo mejor para ella. Lo mejor que podríamos hacer es contratar a un terapeuta".

Y se resolvió. Mi madre me había salvado de lo que habría sido una experiencia terrible. Mis rodillas ya no temblaban, mis manos estaban secas, y estaba recuperando el control sobre mi respiración. Para aquellos de ustedes que han considerado un lugar así, los campamentos de grasa no son la mejor manera de ayudar a alguien con el trastorno de atracones. No puedes enfrentar este problema usando la disciplina dura solo, y el sufrimiento frente a un grupo de extraños tampoco ayudará.

En el camino, encontré el enorme poder positivo que esta elección tenía en mi vida. Mi familia se involucró en mi recuperación. Me ayudaron a llevar un registro de mi comida y me motivaron a seguir mi dieta. Lo mejor fue cuando empecé a mejorar; me animaban y me felicitaban. Podía sentir su amor y apoyo, y realmente hizo una diferencia, y me siento extremadamente agradecido por ello. Entiendo que algunos de ustedes no corren con la misma suerte, pero creo que hay al menos alguien para cada uno de ustedes ahí fuera. Tal vez si le pides a alguien que te ayude recibirás una feliz sorpresa.

Para mí, mi familia decidió ayudarme con mi enfermedad. Mi terapeuta, el psiquiatra, hizo terapia familiar con nosotros, y creo que gracias a eso, sabían mejor cómo ayudarme. Me pusieron en el camino correcto hacia la recuperación. Después de la terapia, mi madre comenzó a cocinar diferentes comidas para nosotros, para que yo pudiera comer más saludable mientras mis hermanas tenían la libertad de comer pizza para la cena si querían. Entendí lo que mi familia sentía por mí, y mi familia entendía lo que sentía. El psiquiatra les enseñó diferentes maneras de apoyarme en mi recuperación y evitar dañar mis sentimientos. Terminarás deseando haberlos llevado antes al terapeuta, ya que el cambio en tu vida es real; tener el apoyo de su familia puede salvarlo.

El sendero del trastorno de atracón es difícil, y nadie debe caminar por sí mismo. Permita que su familia esté allí para usted.

Capítulo 5

Ayuda Seria

Queridos lectores, este es el próximo consejo verdadero que les voy a dar. Estoy seguro de que cada uno de ustedes se beneficiará profundamente de esta decisión.

Necesitas ayuda profesional.

No importa si se trata de un psicólogo clínico, un terapeuta o un psiquiatra, aunque si quieres a alguien que sea capaz de darte medicamentos, probablemente deberías ir a un psiquiatra. A los terapeutas y psicólogos clínicos no se les permite recetar medicamentos en California (cambia con el estado). Aún así, cada vez que un psicólogo clínico toma la decisión de darte medicamentos, es capaz de enviarte a un médico con una recomendación, por lo que son ellos los que hacen las recetas.

Si usted está teniendo problemas para obtener ayuda profesional debido a algún tipo de la idea preconcebida equivocada al respecto, hay algo justo allí que necesita un poco de trabajo. En primer lugar, quiero que pienses en tu enfermedad mental de la misma manera que pensarías en cualquier otra enfermedad. No te parecería extraño que alguien que sufre de un ataque al corazón vaya a un médico. Eso es normal. Eso es lo que la sociedad espera que hagan. El trastorno de comer atracones, como cualquier otra enfermedad, funciona de la misma manera. Si estás enfermo, se espera que vayas a un médico y trates de curarte. Se debe esperar que las personas con Trastorno de Binge-Eating, o cualquier otra enfermedad mental, vayan a un psiquiatra, psicólogo clínico o terapeuta, y no es razón para avergonzarse.

"No estoy tan enfermo. Si voy a un psiquiatra, seré como esos enfermos que están en la cabeza. Bueno, una vez más, no hay razón para avergonzarse de eso. Sufrir de una enfermedad mental es algo que simplemente sucede. No es tu culpa más de lo que es tu culpa si sufres de una condición médica. Es algo que sucede, y por muy malo que sea, por mucho que afecte tu vida personal, no deberías tener que pasar por ello sin ayuda profesional.

De todos modos, buscar un terapeuta no fue fácil. Le había dejado claro a mi padre que no iba a ir a un campamento gordo, y que debía tomar mi enfermedad en serio, así que estábamos buscando a alguien que conociera el Trastorno de Binge. En aquel entonces, eso no era extremadamente común.

Después de investigar y pedir recomendaciones, mis padres finalmente me llevaron a un psiquiatra. Se especializó en niños y adolescentes, así que tenía experiencia con trastornos alimenticios, y sabía qué hacer con nosotros. Ella era una profesional, y ella sabía muy bien qué hacer conmigo y cómo lidiar con mis problemas. Me hizo sentir segura.

Una de las primeras cosas que me dio fue un nuevo plan de dieta. Para mi sorpresa, este plan tenía cinco comidas al día, y tampoco eran ensaladas. Incluso me permitió un aperitivo por día. Todo esto me pareció muy extraño, pero estaba segura de que esto funcionaría, y tuve que confiar en ella, especialmente después de mi experiencia con mi propia dieta.

También me llevó a terapia de grupo. Una vez al mes, me reunía con otros ocho tragadineros. Cuando me puse con ellos, sentí que todos estábamos mirando el mundo a través de las mismas gafas. Compartimos problemas, la mayoría de nosotros nos parecíamos a nuestro peso, así que ya no me sentía solo. También me ayudó a entender lo que podría salir mal si no recibes tratamiento. Hay más formas en que esta enfermedad puede afectarle de lo que son fácilmente evidentes. Viviendo los diferentes efectos, esta enfermedad podría representar una amenaza para mi vida, aunque sabiendo que sus experiencias eran buenas para mí. Me enseñó el valor de enfrentar esta enfermedad con un enfoque serio. El trastorno por atracones es grave y no debe tomarse a la ligera.

A través de la terapia de grupo y la terapia en solitario, trabajamos en mis relaciones personales. Mi psiquiatra me dijo que mi enfermedad afectaba la forma en que me relacionaba con todos los que me rodeaban, la forma en que vi esas relaciones y la forma en que me influyeron. En cierto modo, terminé teniendo un ciclo creciente de relaciones humanas poco saludables, influenciadas tanto por mi enfermedad como influyendo en ella, empeorándola.

Esto no sucedió sólo con las relaciones personales. Este fenómeno también estuvo presente en mis pensamientos, acciones y mi visión del mundo. Si pensaba que estaba indefenso, eso me hizo perder el control sobre mis atracones, y perder el control sobre mis episodios de atracón me hizo sentir más indefenso. También tuvimos que trabajar en eso, ya que esto era crucial para mi recuperación, y sé que ayudarle a ver este tipo de patrones en su vida le ayudará a hacer frente a esta enfermedad.

También me dio una receta. Al principio, mi padre no estaba de acuerdo con eso, pero el psiquiatra lo convenció de que era la mejor manera de ir. Ella me dio Zoloft, y siento que me ayudó. Siendo honesto, al principio, no sentí nada. Sólo causaron náuseas leves, lo que ciertamente no fue agradable, pero de alguna manera redujo mi apetito, así que supongo que hay un revestimiento de plata allí. Si dejara de tomarlo, me sentiría raro, casi como si estuviera cayendo en una montaña rusa, y cuando empecé a tomarlo de nuevo, me golpearía más fuerte en mi estómago. Sin embargo, cada vez que tomaba mis píldoras con disciplina, me ayudaban a sentirme mejor. De alguna manera era más fácil sentirse mejor conmigo mismo, menos avergonzado por quién era, y sé con seguridad que redujo mis episodios de atracón.

Capítulo 6

Mantener un Diario

Mi psiquiatra dejó muy claro que mi enfermedad tenía más que ver con otros aspectos de mi vida que con la comida. Me dijo que tenía una buena idea de lo que estaba relacionado con, pero si quisiera estar seguro, tendría que hacer una excavación profunda.

Así que una vez a la semana nos reuníamos en su oficina. Hablábamos de cómo iban las cosas en la escuela, en casa y, sobre todo, me dejaba hablar de cómo me sentía.

Así que hablé durante horas sobre lo mucho que odiaba a mis compañeros, cómo extrañaba a Susan, y sobre todo, cuánto me odiaba por el desastre en el que me había convertido. El resto de los días, no la vi. Tenía que llevar un diario de todo lo que pensaba que era significativo en mi época. Se suponía que debía escribir sobre estas cosas y cómo me hacían sentir. Por supuesto, no hace falta decir que iba a documentar mis episodios de atracón.

Aprendí que el diario es una excelente manera de conocerte a ti mismo. Tiene una manera de ayudarle a organizar su tren de pensamientos. Escribir sobre mí mismo me obligó a verter mi mente sobre el periódico de una manera ordenada, y leer mi diario me permitió mirarme a mí mismo de una manera diferente.

Por ejemplo, ya sabía que odiaba mi cuerpo. Realmente despreciaba la forma en que me miraba en el espejo. Lo que aprendí con seguridad después de leer mi diario fue que si algo en particular sucedía que me hacía demasiado consciente de mi peso corporal, me hacía sentir inútil, y más tarde ese día, probablemente caería en un episodio de atracón.

Si pasaba horas en la cama, sintiendo mi cuerpo que realmente se metió con mi autoestima. Yo pensaría en cómo mi grasa fue salpicada a ambos lados de mí mismo, y Podía sentirlo con mis codos mientras me acostaste allí sosteniendo un libro frente a mí. Me sentiría como mis muslos gordos se tocaban unos a otros incluso si extendía mis piernas, tratando de no pensar en ello, y pensando en mi cuerpo hizo horrores por mí. Hasta el día de hoy, a veces, todavía me hace sentir mal.

Si por casualidad, me miré en el espejo y pensé que había ganado algo de peso, este pensamiento me desgarró. A veces tomé una decisión audaz con respecto a la ropa, y elegí vestirme con algo imprudente. El 80% de esas veces, me arrepentiría y me sentiría peor. Así que en su mayoría llevaba suéteres de gran tamaño y pantalones de sudadera para ocultar mi cuerpo. Si alguien hizo un comentario con respecto a cómo me veía, eso también me hizo sentir horrible. Una cosa es saber que te ves horrible, pero se convierte en un asunto completamente diferente cuando sabes que alguien más también lo ve.

También me tentaron algunos tipos diferentes de comida, como cualquier otra persona. Mirando una bolsa de Oreos, Reese o Cheez-It empujó hacia adelante los pensamientos intrusivos en mi cabeza. Caminar a casa solo de la escuela y tomar un desvío cerca de mi restaurante favorito casi siempre significaba que iba a terminar comiendo allí. Debes mirar esas cosas que te tientan, los desencadenantes de tus episodios de atracón, y evitarlos a toda costa. Antes de tener a mis hijas, cuando me mudé por primera vez con Alex, no teníamos ningún bocadillo que aumentara el peligro de mis episodios de atracones en la casa. Hicimos todo lo posible para evitar estas tentaciones porque sabía que, considerando que ya no vivía con mis padres y que pasaba más tiempo solo, evitar los episodios de atracón sería más difícil.

Había otros patrones para mirar en; algunas otras cosas que más tarde llegaron a tener sentido gracias a mi psiquiatra. Por ejemplo, en aquellos días en los que me sentía particularmente amada por mi madre, era menos propensa a comer atracones. Era tan simple como eso. Si mi madre fuera particularmente amable conmigo, me sentiría mucho mejor. Eso me protegió de mi enfermedad.

Así que tener una buena relación con mi madre y mi familia me ayudó con mi enfermedad. También encontré lo contrario para ser verdad. En aquellos días, cuando me peleaba con mi familia, no importaba de qué se trataba, tendía a comer más. Tener una buena relación con tu familia puede salvarte del Trastorno de Atracón. Siento que este es el primer lugar en el que debemos buscar cada vez que estamos investigando el origen de nuestra enfermedad mental. No puedo decir que mi familia está arruinada, para el caso, pero hay más para nosotros que viene de nuestro entorno que le damos crédito. Debemos prestar más atención a la forma en que tratamos a los que nos rodean, especialmente a nuestros seres queridos.

Sé que puede sonar insignificante, pero pensé que compararme con mis hermanas tampoco siteaba nada. Mirarlos después de mirarme, estar a su alrededor como llamaron la atención, y yo no, todo esto se metió con la cabeza. Si uno de ellos se veía particularmente hermoso, me haría sentir como una especie de ogro. Sé que suena estúpido, pero no pude evitar sentirme así. Podía sentir la forma en que la gente me miraba a las fiestas cada vez que estaba con ellos. Sus sonrisas honestas cambiaron a una expresión facial más incómoda cuando se apartaron de mis hermanas y me saludaron. La gente te trata de manera diferente cuando no encajas en el objetivo de belleza de la sociedad, y se nota. Eres consciente de ello incluso desde una edad tan temprana.

Uno de los principales desencadenantes de mis episodios de atracón fue el acoso que recibí en la escuela. Parece bastante obvio. Apuesto a que mientras lees esto, probablemente tengas un pensamiento o dos sobre lo que desencadena tus atragantos, pero créeme, no es lo mismo. Se siente diferente cuando estás seguro de que están relacionados cuando miras directamente a un patrón y sabes que acabas de descubrir algo sobre ti mismo con seguridad.

Así que si oía a la gente reírse a mis espaldas, cada vez que me sentía rechazada por mis compañeros en la escuela, especialmente cada vez que alguien me decía algo desagradable, me sentía horrible, y tendría problemas para evitar los atracones esa noche. Estas interacciones con mis compañeros me dejaron un sabor amargo en mi boca, y llevé un gran agujero en mi pecho durante todo el día después. Las palabras tienen poder. La gente puede subirte y bajar tan fácilmente como girar un interruptor, especialmente si no tienes buena autoestima o un fuerte sentido de quién eres.

Y la comida - la comida que mi madre cocinó me hizo sentir casi tan bien como su afecto y tranquilidad. Tuve lo que a mi psiquiatra le gustaba llamar una relación ambivalente con la comida. Una parte de mí realmente me encantó; la otra parte de mí odiaba cómo me hacía sentir. La comida me hizo sentir caliente por dentro mientras la comía, y entonces me sentiría muy avergonzado cuando había terminado de comer. Esto es algo que casi todos los bingers comparten. Cada vez que leo en foros o hablo con un compañero atracador, puedo decir que nos sentíamos de manera muy similar acerca de la comida. La gente dice que el amor y el odio están a un paso el uno del otro, y siento que es verdad. Puedes amar y odiar algo al mismo tiempo. No es saludable, ya sea que eso suceda con otra persona, comida o cualquier otro aspecto importante de tu vida, para el caso.

Debes entender lo que te molesta. Como me enseñó mi psiquiatra, las enfermedades mentales son a menudo sólo una manera de hacer frente a nuestros problemas - maneras equivocadas, maneras infantiles, a menudo inmaduros, pero eso es todo. Tenemos que trabajar en nosotros mismos para poder enfrentar nuestros problemas como lo hacen las personas sanas, y tenemos que trabajar en nuestros temas para recuperar algunas de nuestras vidas. Para trabajar en mis temas, necesitaba reconocerlos primero, para entender realmente cómo me sentía. Esto es algo que todos ustedes deben hacer.

Sun Tzu dijo: "Si no conoces ni a tu enemigo ni a ti mismo, sucumbirás en cada batalla". Para luchar contra el trastorno de atracones, debes conocerlo, familiarizarte con tus desencadenantes y qué desarrolló la enfermedad.

Capítulo 7

La Enfermedad Aalrededor de Mí

Somos, después de todo, productos de nuestro entorno. Tendemos a percibirnos de la misma manera que los demás nos ven. Buscamos constantemente elogios y validación, por lo que no es difícil creer que el medio ambiente juega un papel importante en el desarrollo del Trastorno Binge-Eating.

Les aconsejo que estudien profundamente lo que les hace sentirse mal, avergonzado o inadecuado. En el capítulo anterior, ya identificamos lo que nos hace sentir mal; ahora, debemos mirar profundamente en él, y trabajar para superarlo.

En mi caso, el primer punto de partida de mi enfermedad, la primera semilla de Binge-Eating que se me ocurrió fue durante mi infancia. Tenía sobrepeso mucho antes de empezar a tener episodios de atracón cuando era una niña no me atraganté, pero tampoco era un comensal saludable.

Como ya te he dicho, mi madre es una gran cocinera, y siempre me ha encantado la forma en que cocina. Mi madre sabía que me gustaba su cocina, y creo que se sentía como si yo fuera la que más lo apreciaba. Mi madre me mimó. Tiene un corazón enorme, con el que siempre me ha amado mucho. En me pareció que ella comenzó a construir una relación conmigo a través de su cocina. Nos reíamos juntos en la cocina mientras mis hermanas jugaban en el patio trasero. La ayudé a cocinar nuestras comidas. Fue un placer ver su trabajo, y me dio pequeños sabores de su comida de vez en cuando. Cuando estábamos juntos en la mesa, siempre pedí más después de limpiar toda la comida en mi plato, y ella con mucho gusto me la daba. Al final, comí más de lo que probablemente debería haber hecho. Por supuesto, quedarme en la casa cocinando y comiendo no hizo maravillas para mi figura, así que engordé hasta que estaba gorda.

Cuando salimos en familia, mis hermanas siempre eran tan bonitas. No sentí que me veía tan bien, y me di cuenta. Recuerdo claramente una vez cuando uno de nuestros tíos tuvo la amabilidad de decir algo bonito sobre cada uno de nosotros. Le contó a mis hermanas algo acerca de lo hermosas que eran, y me quedé con un mal cumplido con respecto a cómo siempre estaba sonriendo. Ese tipo de cosas me hizo sentir terrible. Me obligó a compararme con mis hermanas, a sentirme como el patito feo.

Esto forjó la forma en que me vi con respecto a mis hermanas, cómo me relacioné con mi familia y cómo las percibí. Para superar esta situación, mi psiquiatra me ayudó a entender que había formado un prejuicio con respecto a esto, y no era necesariamente la verdad. No había necesidad de compararme con ellos. Nadie lo hacía más que yo, nadie pensaba en mí como la fea hermana gorda. Todo estaba en mi mente. Para aquellos de ustedes que se sienten así, les diría que las personas que realmente importan en su vida no los comparan, especialmente en lo que respecta al peso corporal. No te juzgan los que te aman, aunque lo que te digan haga parecer así. Cuando el empuje llegue a empujar, si los sientas y hablas con ellos, lo más probable es que encuentres que todo lo que te preocupaba estaba en tu cabeza.

Practicamos con el lenguaje. Reemplazamos las palabras con las que pensé en ellas. Ya no serían las hermanas delgadas porque eso resaltaba nuestra diferencia con respecto al peso, y no era necesario; a nadie le importaba eso. No eran las hermanas bonitas a menos que pensara en nosotros cuatro, porque ser gorda no significa que no sea bonita. Así que en lugar de pensar en los cuatro como los bonitos mientras yo era una versión más fea de ellos, todas eran mis hermanas, mis queridas hermanas, y las cuatro éramos las bonitas. Además, estaba mal para mí pensar en ellos, sobre todo en términos de cómo nos veíamos. Fuimos diferentes después de todo, pero si pensaba en cómo nos veíamos diferentes, eso me hizo sentir como si yo no encajaba, y eso sucedió porque le di demasiada importancia a la apariencia y el peso corporal. Si pienso en los cuatro como seres humanos completos, todos somos diferentes. Tenemos nuestras propias personalidades, intereses y objetivos. Si lo ves así, sólo somos personas diferentes. No es como si fuera la hermana gorda, sólo soy otra hermana; la etiqueta "grasa" se coloca sobre mí por nadie más que yo.

Fue difícil porque al principio no me lo creía. Al principio, pensaba en ellos como siempre lo hacía, y luego me corregía en mi mente. Era como "bien, no los bonitos, sólo ellos", o "ella no es la hermosa y delgada Andrea, ella es sólo mi querida hermana Andrea" (mi hermana mayor). Fue confuso porque siempre pensé en ella de esta manera, así que una parte de mí diría de nuevo, "pero ella es la hermosa y delgada Andrea, y yo soy sólo la gorda y fea Sophie." Después de algún tiempo, disciplina y tratamiento, estos pensamientos hirientes dejaron de ser una especie de preconcepción natural que cargaba en mi mente, así que no pensé en ellos de esa manera, y empecé a sentirme mejor cada vez que pensaba en ellos.

Cambiar lo que sentía por ellos era una especie de trabajo interno. Para superar esta parte de mí, tuve que trabajar en mi relación con ellos. Ya no debería relacionarme con ellos sintiéndose abajo. Mi psiquiatra me dijo que empezara a tratarlos como iguales, como hermanas, como solíamos jugar juntos cuando éramos muy, muy jóvenes. A los niños pequeños no les importa tanto el peso corporal. Sentirse mal por ser gordo es algo que nos enseñan; no nacemos así. Hubo un tiempo en el que todos jugamos juntos sin preocuparnos por nuestro peso, altura o cómo nos veíamos.

Pensar que mis hermanas eran el centro de atención también me dejó sintiendo que de alguna manera terminaría sola. Eso no es cierto, afortunadamente estoy felizmente casado; pero era algo muy presente en mi mente en ese entonces, incluso más de lo que me di cuenta. No sabía que me sentía así; esto sucedió en mi mente sin que me dé cuenta. Así que pensé que iba a terminar solo, y el momento en que era más feliz, cuando me sentía reconocido, amado y elogiado, estaba con mi madre, especialmente cuando estábamos cocinando y comiendo su comida. La comida se convirtió en reconocimiento; era el amor que necesitaba, lo que me salvó de estar solo en este mundo.

Mi entorno me ostracizó porque estaba gorda. No era muy querido por mi peso. No me dieron tantos elogios como mis hermanas debido al hecho de que tenía sobrepeso. Creo que nosotros, como sociedad, deberíamos pensar mucho en este problema. No creo que debas ser miserable sólo por ser gorda. Está bien querer ser delgado, querer parecerte un poco más a las estrellas de cine, pero si no lo haces, este mundo no debería castigarte tanto por esto. Sólo es necesario perder peso cuando se convierte en un problema de salud, pero no era insalubre cuando era niña. No tuve un peso en el que estaba en riesgo de sufrir de una afección cardíaca hasta mucho tiempo en mi adolescencia, y eso sólo sucedió debido al trastorno de atracones. Una enfermedad causada en parte por el tormento constante que recibí de mi sociedad. Así que en lugar de ayudar a las gordas a perder peso dándoles un mal rato por ser gordas, en realidad estás empeorando las cosas.

Temía terminar solo. Estaba seguro de que esto era debido a mi peso, y en ese momento, mis compañeros me estaban dando un mal momento por eso, y terminé como un introvertido sin amigos. Esta verdad se hizo evidente para mí por la forma en que me trataron. Luego conseguí a Susan, y era una buena amiga. Fue mi amiga durante cuatro años, cuatro años en los que llegué a acostumbrarme a su presencia. Después de eso, se fue. Ella fue la que me entendió y por lo que estaba pasando, y terminó saliendo, lo que me golpeó fuerte. La extrañaba mucho, pero también me asusté mucho, miedo

38

de estar sola. Después de que ella se fue, me quedé sin nadie en mi vida que eligiera ser pariente mío.

También hubo intimidación. Mis compañeros de clase me lo dieron difícil, una situación que sólo empeoró a medida que crecía y crecía. Su intimidación me hizo sentir rechazada, y mi rechazo me hizo sentir inútil. No sólo estaba solo, indefenso y rechazado, no era digno de amor, alabanza y reconocimiento. Me sentí así por mí mismo, y esa creencia se vio reforzada por el acoso que recibí. Mi corazón está roto, y puedo sentir las lágrimas corriendo hacia mis ojos mientras escribo estas palabras. Nadie debería sentirse así, especialmente un adolescente, y mucho menos cuando estamos hablando de una niña. Tenemos que cambiar. Tenemos que parar esto. Nos estamos lastimando unos a otros, causando daño a personas que son muy vulnerables e inocentes. Mi entorno me dolió, y terminó en el desarrollo de mi enfermedad.

No me malinterpretes; No estoy diciendo que todo sea por tu entorno. Algunas personas son más vulnerables que otras. Las personas más fuertes que pasan por esto son capaces de enfrentar estos miedos sin romperse. Todavía están solos, se rieron de él, y sin embargo mantienen el control sobre sus hábitos alimenticios. Aquellos que sufren de Trastorno de Atracón-Comer son más vulnerables. La enfermedad nace del matrimonio del medio ambiente y de esta vulnerabilidad. No pretendo hacer que la gente piense que ciertos entornos seguramente causarán el trastorno de atracones; es sólo parte de la génesis. Y para aquellos de nosotros que lo tenemos, debemos aprender a encontrarlo en nuestro entorno para derrotarlo.

No conseguimos encontrar tu ubicación exacta. Cada vez más delgado era muy difícil, ya estaba trabajando en ello, y los resultados fueron muy lentos. En lugar de decirme que estaría bien cuando empecé a perder peso, mi psiquiatra trabajó conmigo en este sesgo que tenía sobre ser gorda. Estaba gorda. He estado gorda toda mi vida, y por el momento, necesitaba perder peso sobre todo por razones de salud (me clasificaron como obeso). Hemos detectado un problema desconocido. Necesitaba bajar de peso, y estaba trabajando en ello, pero no había necesidad de que fuera tan delgada como un modelo para estar saludable. Quería ser más delgado, y le di demasiada relevancia a mi peso corporal. Era la piedra angular que usé para calificarme a mí mismo y construir mi autoestima. Cuando empecé a ir a terapia, me consideraban obeso. Necesitaba bajar de peso por razones de salud, pero no había necesidad de que bajara de peso hasta que llegara tan delgada como un modelo. Una vez que llegué a un peso saludable que sería suficiente. Si quería seguir siendo más delgada, también estaba bien, pero tenía que ser capaz de ser feliz con ese sobrepeso. Estamos demasiado concentrados en elevar nuestra autoestima justo cuando la escala baja. Tuvimos que trabajar en esa mentalidad que sólo nos permite sentirnos bien con nosotros mismos si somos delgados.

Es evidente que tener sobrepeso no significaba que iba a morir solo. Mi psiquiatra empezó a trabajar conmigo en la forma en que pensaba de mí mismo. En este caso, era subconsciente, así que trabajamos con refuerzos positivos. Ella me hacía repetir una y otra vez en mi cabeza que había gente en este mundo que me amaba, así que también lo diría en voz alta cuando estaba solo en mi habitación, también lo escribí en un cuaderno una y otra vez. Al principio, me sentía muy tonto, pero me acostumbré. El refuerzo positivo me ayudó a sentirme mejor en un nivel en el que no era capaz de trabajar directamente. Los efectos de esta terapia ocurren a nivel subconsciente, por lo que debe probarlo incluso si no cree que es útil. Ten en cuenta que esta no es mi recomendación sola, mi psiquiatra y muchos otros terapeutas piensan lo mismo. Deberías pensarlo antes de dejar a un lado los refuerzos positivos.

También trabajamos en mis relaciones personales. Resulta que creer que la gente no quería tener nada que ver conmigo me hizo más distante, empujando a la gente lejos de mí. Empecé a ponerme en contacto con Susan. Estaba bien en su nueva escuela, haciendo nuevos amigos, y extrañándome tanto como yo la extrañaba. Hasta el día de hoy, Susan sigue siendo mi amiga. Hemos logrado mantenernos en contacto después de todos estos años. A veces, todo lo que tienes que hacer es llegar a las personas que cuidas. En mi caso, tuve a Susan. Ella ya no estaba por aquí, pero todavía podíamos llamar y enviar un mensaje de texto el uno al otro, y eso hizo una diferencia en mi estado de ánimo.

También empecé a trabajar en mi relación con mi familia. Ya estaba cerca de mi madre, pero traté de acercarme a mi padre y a mis hermanas. Estaba muy contento de encontrar que todo lo que necesitaba era llegar. Le pedí a mi padre que me enseñara música, y con mucho gusto apartó un poco de tiempo libre para enseñarme a tocar el piano. Yo era terrible, pero era una gran manera de acercarme a él y mantener mi mente ocupada. Palabra de consejo, conseguir un hobby también es útil. Fue bueno para mí dejar de pensar en todo lo que me preocupaba; además, cuando empecé a mejorar, el sentido de la realización me hizo orgulloso de mí mismo. Mi psiquiatra me dijo que me iba a ayudar mucho con mi autoestima, y tenía razón. Mantuve mi diario, y descubrí que en aquellos días en los que practicaba con mi padre, era menos propenso a comer atracones. Es increíble cómo estas pequeñas cosas tienen el poder de impactar tu vida. Al final, la enfermedad es como una manifestación de que tu vida no está en orden. Juntar tu vida es la mejor solución.

Cuando empecé a acercarme a mis hermanas, descubrí que estaban felices de salir conmigo. No lo hacía lo suficiente en ese entonces porque estaba lleno de auto-verguenza. No quería salir y que la gente me mirara fijamente. Pero después de hablar con mi psiquiatra, entendí que era algo que necesitaba, y ella tenía razón. Además, la gente en la escuela era mala, pero a la gente en la calle en realidad no le importa si estás gorda. Después de un poco de tratamiento, trabajando en mi tren de pensamientos, y tratando de reprogramar mi mente, comprendí que la mayoría de las miradas descortés en mí estaban en mi mente.

Así que empezamos a salir. Empecé a socializar con sus amigos, y sentí que encajaba. Estar solo porque estaba gorda era un límite que había colocado sobre mí mismo, la realidad era diferente. La gente era capaz de aceptarme por lo que era, así que no había necesidad de que estuviera sola.

La escuela era un asunto completamente diferente. Los niños tienden a ser muy malos, y si han sido malos contigo toda tu vida, es difícil conseguir que les gustes. Al final, mi psiquiatra recomendó una transferencia a otra institución. Después de todo lo que me pasó en la escuela, no fue difícil convencer a mis padres de que lo hicieran. Teniendo en cuenta que el impacto negativo más fuerte en mi vida vino de mi escuela, un cambio de escenario hizo maravillas para mí. Por supuesto, yo era una chica nueva. No era muy popular. A pesar de que lo intenté, todavía era un introvertido, así que no hice amigos el primer día, por así decirlo. Aún así, ya no me intimidaron, así que el mayor estímulo que produjo atracones en mi vida se había ido. Además, después de que me transfirieron, conocí a Alex, mi esposo; gracias a eso, nacieron mis dos hermosas hijas. Esa transferencia cambió mi vida para mejor.

Conocerte a ti mismo es la verdadera batalla con las mayores recompensas. El trastorno de comer atracones tiene mucho que ver con tu entorno. Algunas personas afirman que primero debe cambiarse a sí mismo para cambiar el entorno; otros piden un mejor ambiente sólo para ser mejores. La verdad es que nunca debes depender del medio ambiente, pero mejorar cuando estás nadando en una piscina tóxica es casi imposible. Lo importante es tomar medidas. No puedes esperar que tu entorno mejore; debes hacerlo tú mismo. Y no puedes esperar hasta que estés mejor antes de empezar a trabajar en tu entorno. Debe empezar a trabajar de inmediato; es la única manera. Esto es algo en lo que cada uno de ustedes debe centrarse para sanar, y ahora tienen las herramientas para hacerlo.

Salir de esa piscina tóxica y coger aire fresco se siente increíble. Todavía tienes problemas internos en los que trabajar, pero ahora es como si no tuvieras el mundo entero en tu contra. Por supuesto, recibir cierta toxicidad es inevitable, pero nunca es lo mismo, y ahora tienes una manera de protegerte de ella.

Capítulo 8

Middle Ground

Tenía toda la razón cuando le dije a mis padres que no quería ir a un campamento de gordos.

Esos lugares pueden funcionar para personas de gran tamaño sin trastorno de atracón, pero habrían sido horribles para mí. Seguir una dieta estricta y opresiva con muchos ejercicios no es la mejor estrategia para alguien que sufre de trastorno de atracón. Si has intentado hacer esto y has fracasado, no te sientas mal por ello. En realidad es muy difícil para nosotros seguir este tipo de planes.

El hecho es que si no tienes la disciplina si tu voluntad es débil si careces de autocontrol, y si tu mente está trabajando en tu contra, esto será contraproducente. Este es especialmente el caso ya que vas a terminar en un episodio de atracón porque te sientes terrible después de tu fracaso. Somos rápidos para pensar en nosotros mismos de esa manera. Un resbalón menor es suficiente para sentirse como un fracaso, como un vergonzoso desperdicio de espacio, indigno del esfuerzo de mejorar.

Así que, déjame mostrarte cómo era esto para mí cuando empecé la dieta. Revisé revistas sobre dietas delgadas. Después de la investigación, probé con una o dos porciones de fruta para el desayuno, una ensalada, sopa de verduras y un batido de frutas para el almuerzo, y una cena que consistía en pechugas de pollo, verduras, y (no demasiado) arroz. Podría tener una rebanada de pan entero para ir con ese desayuno, pero lo estaba estirando. Si tuviera que comer un desayuno diferente en mi casa, algo más pesado, trataría de compensar saltándose el almuerzo. Los bocadillos estaban absolutamente prohibidos. No me permitieron comer Pringles, palomitas de maíz, helado, mantequilla de maní y sándwiches de gelatina, nada de eso.

La dieta no me pareció suficiente en ese momento. También quería hacer ejercicio para realmente perder ese peso. Comencé a caminar por el vecindario por unos 30 minutos por día. Quería correr, pero aún no confiaba en mis rodillas para mantenermi el peso. A veces andaba en bicicleta, era más divertido, pero también era mucho más difícil. Después de algún tiempo, comencé a sentirme mareado si intentaba hacer ejercicio después de comer como un bebé. A veces sentía que podía haberme desmayado sobre mi bicicleta. Esto no me permitió irme, así que terminé volviendo a casa antes de lo que pretendía. Volver sin haber hecho un entrenamiento completo me llenó de verguenza.

El primer día estaba muy orgulloso de mí mismo. Me las arreglé para mantener mi dieta. Me moría de hambre, pero estaba orgulloso. Al día siguiente, mi estómago estaba haciendo ruidos que deberían haber sido capaces de despertar a mi hermana en la habitación de al lado. Me moría de hambre; un plátano, una rebanada de sandión, y una tostada con café no eran suficientes para mí. Juro que miré mi comida, y pude oler el olor de tocino que anhelaba.

Me dirigí a la escuela con mi almuerzo preparado en mi mochila, pero tomé un desvío antes de ir a clase para poder comprar una barra de dulces de una máquina expendedora. Tenía tanta hambre; Pensé que estaba a punto de desmayarme. Estaba en peligro de comer mi cuaderno. Después de terminar mi barra de dulces, me sentí extremadamente culpable. Estaba avergonzado, totalmente disgustado por mí mismo. Todo por lo que había trabajado se había ido en cuestión de segundos, y este era el segundo día.

Tal vez una persona normal con sobrepeso lo habría dejado así. Ella habría ido a su clase, comido su almuerzo, y tratado de recuperarse y seguir con la dieta. Este no fue el caso para mí; Me sentí horrible por el resto del día. No almorcé. Una parte de mí pensó que era porque sólo estaba tratando de perder lo que gané con esa barra de caramelos. Pero.otra parte de mí en el fondo sabía que era débil. Saltarme el almuerzo no fue un problema porque tendría un episodio de atracón más tarde.

Y así lo hice. Me dirigí a mi cena favorita tan pronto como salí de la escuela. Pedí dos hamburguesas con queso, una gran porción de papas fritas, un batido y un brownie de chocolate. Después, me fui a casa. No pude mirarme en el espejo, y tuve una cena normal fuera de dieta con mi familia. Ese día ya fue una pérdida.

Así fue para mí durante ese período de tiempo. Ya conoces el resto; no me ayudó en absoluto. Terminé ganando libras, con caderas más anchas y un vientre más grande. Fue horrible, tan horrible como lo habría sido en un campamento de gordos.

Lo que pasa con los atracones es que tendemos a pensar sólo en los extremos. O lo estamos haciendo increíble o algo terrible. Estamos teniendo éxito, o somos un fracaso total. O lo intentamos lo mejor que tenemos, o lo hemos perdido todo, y no tiene sentido continuar. Cuando te sientas así, cualquier error aplastará tus planes para el día. Simplemente no ves el punto para seguir intentándolo después de haber fallado. Esto no es algo que sólo sucede con la comida. Ahora mismo, estoy corriendo en mi tiempo libre para tratar de bajar de peso. Trataré de trotar por lo menos 20 o 30 minutos sin parar, pero consigue esto, si me detengo, incluso si es sólo por un segundo, deja de tener sentido para mí porque ya he fallado. En ese momento, lo llamo un día, y vuelvo a casa.

Esta mentalidad no nos permite perder peso correctamente usando técnicas clásicas de pérdida de peso. Así que olvídate de dietas estrictas, lo más probable es que te hagan más daño que ayudarte. Mi psiquiatra trabajó conmigo en un plan de dieta que pude seguir adelante, y fue mucho más fácil que eso. A menudo probamos las dietas y fracasamos porque las percibimos como una especie de castigo. También los vemos como algo que tiene que hacerse durante un período limitado de tiempo, y luego podemos olvidarnos de ello. Ambos están equivocados y conducen al fracaso.

Lo que realmente tenemos que hacer es comer normalmente. Mi psiquiatra quería que tomara panqueques, sólo no más de dos o tres de ellos. Si estás buscando un almuerzo, un bistec, puré de papas y todo lo que quisiera. Luego, en la noche, tuve una cena normal con mi familia. Si estás un poco así, ya me comieron algo en el medio de la mañana entre el desayuno y el almuerzo, y algo más entre el almuerzo y la cena. Estas dos comidas extra eran algo así como fruta, galletas, semillas o yogur, algo ligero. Tenía cinco comidas al día, y si tenía un día muy duro, incluso me permitían un aperitivo. Tenía algo como una barra de dulces cada vez que tenía un día duro.

Si aún así sigues teniendo problemas, visita la página de ayuda de Aquí. No conseguimos encontrar tu ubicación exacta. Esto seguía siendo razonable. Después de comer un sándwich de pavo con mayonesa, mostaza, tomate y lechuga, con puré de papas en un lado y jugo de uva para ir con él, realmente no necesitaba rematar todo con tocino.

Un plan de dieta no puede ser demasiado duro, o fracasaremos. Y no podemos sentir que estamos fallando, o probablemente superaremos nuestro fracaso con un episodio de atracón. Todavía perdí peso con este plan de dieta porque no me atraganté tanto. Esto también fue debido a mi tratamiento, pero un plan de dieta que no me hizo sentir como un fracaso desagradable cada vez que traté de seguirlo y falló fue una gran ayuda.

Sé que todos quieren perder peso rápido. Quieres llegar a fin de año, pareciendo una estrella de cine. Esperas perder tanto peso durante las vacaciones de primavera que deslumbrarás a todos cuando vuelvas a la escuela.

Tristemente, eso no es para nosotros. No podemos perder peso tan rápido. Estánenfermos. El Trastorno de Comer Binge está esperando a que nos deslicemos para que pueda tomar el control y arruinar todo por nosotros. Cada paso que damos debe ser seguro. Debemos revisar el piso, quedarnos y luego pasar al siguiente paso. Somos muy vulnerables y frágiles, así que tenemos que ser muy cuidadosos. Sé que puede parecer injusto tenerlo más difícil que todos los demás, pero así son las cosas. Somos especiales. Eso no significa que no podamos hacerlo, sólo significa que será más increíble cuando lo hagamos.

Encontrar el punto medio es salir del estilo de vida imprudente que solíamos tener, por un lado, pero evitar planes de dieta ásperos y duros por el otro. Debemos encontrar el equilibrio hasta un punto en el que no se sienta imposible para nosotros, donde el plan de dieta no se sienta como un castigo por ser nosotros. En realidad debemos evitar la palabra dieta a toda costa. Mi psiquiatra me dijo que evitara pensar en esto como una dieta. Estaba prohibido para mí. Esa palabra tiene un aura tan negativa que es rechazada instantáneamente. No pensé en ello como una dieta; tampoco lo pensé como algo con limitación de tiempo.

La clave para encontrar este punto medio es dejar de pensar en él como una dieta y tratar de verlo como nuestro nuevo y saludable estilo de vida. Comer cinco comidas al día es en realidad lo que todos deberíamos hacer. A largo plazo, me ayudó a comer menos en comidas importantes.

Bienvenido a tu nuevo estilo de vida más saludable. Ponte cómodo; te quedarás aquí mucho tiempo.

Capítulo 9

Dar la Vuelta a las Cosas

Muy bien, así que ahora sabemos cómo mantener un diario y practicar la introspección; y la importancia que tiene con respecto a la recuperación del Trastorno de Binge-Eating. También sabemos cómo trabajar en nuestro entorno y nuestras relaciones profundas. Y finalmente, sabemos qué hacer con respecto a la comida.

Estas son las principales cosas que podemos hacer para poner nuestra vida en orden y hacer las paces con la comida. En este capítulo, les daré algunas ideas de qué hacer para lograr una vida mejor. Ser feliz es realmente la mejor defensa contra el trastorno de atracones.

Be More Loving

Para mí, la comida era el amor que necesitaba para evitar la soledad. Lo amaba y lo odiaba. Me lo comí para arrepentirme de hacerlo. Necesitaba trabajar en las relaciones que tenía. Si los Beatles tenían razón, todo lo que necesitas es amor. Descubrí que la mejor manera de conseguir el amor es dárselo primero.

Empecé cada mañana mostrándole afecto a mi madre. La abrazaba, la ayudaba con el desayuno y preparaba el café. Entonces, le llevaría una taza de café a mi padre con un beso en la mejilla. También trataría de felicitar a mis hermanas si tuviera la oportunidad. Hice todo esto antes de ir a la escuela. Traté de hacer más charlas durante la cena. Mostré interés en ellos y todo lo que tenían que decir. El amor es a menudo contemplación; todo lo que necesitas hacer es prestar atención.

Después de un tiempo, mi padre empezó a sonreírme más. Pasamos más tiempo juntos. Estaba lleno de alegría cuando me enseñaba a tocar el piano. Tuve más tiempo de calidad con mis hermanas, hasta el punto en que empezamos a salir junto salgan con sus amigas. Incluso mi madre parecía más feliz de verme, y pensé que no podía ser más cariñosa conmigo. Tampoco perdí la oportunidad de acariciar animales siempre que pude. Las personas que aman a los animales siempre están rodeadas de afecto. Los perros suelen estar muy agradecidos por su amor y atención; además, lo devuelven de inmediato! Es difícil sentirse sombrío cuando te lame la cara un cachorro.

Ser una persona amorosa es parte de mi vida en este momento. Trato de mostrar mi amor a mis hijas tan a menudo como sea posible, y me lo devuelven. Amo a mi marido, y él también me ama a mí. Pasamos tiempo juntos en pareja y en familia. Trato de visitar a mis padres de vez en cuando. Les encanta ver a sus nietas, y nos encanta pasar tiempo juntos como solíamos hacerlo. También disfruto salir a tomar un café con mis hermanas. Todos estamos ocupados ahora. No podemos pasar tiempo juntos como solíamos hacerlo, pero una o dos veces al mes, somos capaces de vernos y ponernos al día.

No sé con seguridad si el amor es todo lo que necesitas para ser feliz, pero te da un largo camino.

Manténgase positivo

El refuerzo positivo también es una parte importante de la mejora de su vida. Tenía mi habitación cubierta con notas post-it que mostraban mensajes agradables. Cosas como "Eres perfecto", "Eres fuerte" y "tienes el control de todo" estaban en todas partes. Esto puede sonar cursi, y sé que hay un gran sector de la población que cree que esta metodología de autoayuda es absurda. Sin embargo, lo hice, y funcionó para mí, así que estoy colocando esto aquí.

¿Sabes que ese sentimiento cuando has recibido un cumplido de un miembro de tu familia y una parte de ti es como "bien, gracias, pero sé que sólo dices esto porque eres mi familia"? Creo que sí. Mis problemas de autoestima se remontan a mucho tiempo atrás. Nunca he sido capaz de confiar o recibir correctamente un cumplido. Si usted está sufriendo de trastorno de atracón-comer, lo más probable es que usted sabe este sentimiento también. Puede que seas incrédulo, pero una parte de ti en el fondo todavía se siente cálida y borrosa. Algo similar me pasó con las notas post-it que coloqué por toda mi habitación. Los leí; No podía creerlos porque sabía que los había escrito, y por qué, y aún así me sentía bien por dentro, incluso si era sólo un poco.

Después de un tiempo de leer estos mensajes, comencé a decir estas cosas positivas sobre mí por defecto en mi cabeza. Mi mente me decía esas frases que había puesto en mi pared. Así que si yo estuviera, por ejemplo, caminando a casa de la escuela, mi mente me diría, "tienes esto". Me sentí genial. También tuve cuidado de no entrar en cumplidos que específicamente consideraban mi cuerpo o mi peso. Como explicaré en el próximo capítulo, debemos cambiar la mentalidad de medirnos en términos de belleza y peso. Además, era más fácil para mí creer un cumplido sobre lo fuerte, valiente e inteligente que soy, que creer que era impresionante, y mi cuerpo era hermoso. Despreciaba demasiado mi propio cuerpo por eso.

Mi madre se dio cuenta de esto, y ella comenzó a hacerlo también. Por lo general era muy cariñosa, pero ahora empezó a hacer comentarios positivos sobre mí a veces cuando estábamos solos. Sabía que sólo lo hacía para ayudarme, pero como dije, todavía me hacía sentir caliente por dentro. No me llevó más de un par de meses incorporar estos pensamientos en mi sistema mental. Todavía no les creía, pero mi mente usaba estas frases en mí a menudo sin hacer un esfuerzo mental. Si estoy teniendo un día duro, una parte de mí, la parte que está dañada por la enfermedad, comienza a dañarme con los pensamientos intrusivos. Ahora soy capaz de comenzar inmediatamente a responder, "No, no soy inútil, soy fuerte, soy fuerte, soy fuerte" una y otra vez.

Luchar contra las enfermedades mentales por ser positivo puede sonar tonto. La mayoría de la gente ni siquiera estará lista para intentarlo. Está bien. Tener a alguien que te diga, "Oye, mantén la barbilla fuera de tu pecho y deja de estar triste" cuando estás deprimido es realmente molesto. Simplemente no funciona. Cuando estás luchando con una enfermedad mental, no puedes simplemente ponerte una cara feliz y terminar con esto. No estoy diciendo que ser positivo sea la manera de salvarte del Trastorno de Binge-Eating. Los buenos y malos estados de ánimo no son interruptores que se pueden encender y apagar; sin embargo, por favor. Si estás teniendo algo más que mejorar tu estado de ánimo y la forma en que te sientes acerca de ti mismo. Este consejo, así como muchas otras joyas de este libro, vinieron de mi psiquiatra en forma de terapia. No podemos descartarlo porque parece ingenuo.

Esta es sólo otra herramienta a su disposición. Tal vez no sea para todos, pero vale la pena intentarlo.

Encontrar nuevas fuentes de gratificación

He leído que la gente que quiere dejar de fumar a menudo cambia ese hábito por otra cosa. Tratan de mantener sus manos ocupadas volteando monedas, trabajando en un cubo Rubik, resolviendo crucigramas, comiendo bocadillos, etc. Obviamente, no puedo evitar comer atracones reemplazándolo con bocadillos. Debo encontrar algo más que hacer para evitar comer atracones.

Es un concepto simple. Necesitas encontrar nuevas formas de traer alegría a tu vida si quieres detener los episodios de atracones. Si la comida es lo único que te trae alegría, estás en una situación muy mala. El Trastorno de Atracones está sosteniendo tu felicidad como rehén. Si desea sintiéndolo de nuevo, debe acercarse peligrosamente a él, probar la comida que ama y lo más probable es que caiga en su trampa.

Apuesto a que no quieres que la enfermedad tenga ese tipo de poder sobre ti. Con el fin de quitar ese poder del trastorno de atracón-comer, usted debe encontrar nuevas maneras de traer alegría y felicidad a su vida. Esas personas que son adictas a los cigarrillos lo tienen más difícil porque sus cuerpos han desarrollado una adicción química a la nicotina. En nuestro caso, nuestros cuerpos no anhelan comida de la misma manera que un fumador anhela un paquete de Marlboro. Cambiar a una manera más saludable de encontrar la felicidad es más fácil para nosotros.

Ya te he dicho, en este capítulo, sin embargo, sobre las maravillas de amar y ser amado. El amor es el camino universal definitivo para llevar alegría a vuestra vida. Nada me hace más feliz que mi familia. Ver una película en la sala de estar, sentarse en el sofá con Alex con los brazos a mi alrededor, con nuestras hijas en sus sillas moviéndose por el suelo, es tan perfecto que ni siquiera me importa que tengan palomitas de maíz frente a mí. Tengo todo lo que necesito ahí, el amor de mi familia.

Las aficiones son obviamente la mejor manera de encontrar alegría y luchar contra el aburrimiento. Durante el tiempo que paso solo, suelo tomar el piano para dar una vuelta. Es muy fácil descargar un nuevo gráfico y empezar a trabajar en él. No soy un pianista profesional. No puedo tocar las piezas más complejas de Bach o

Mozart, pero puedo pasar un par de horas aprendiendo a tocar Let It Go desde esa película de Disney, Frozen. Es simple, divertido, y es genial para cantar en fiestas o con mis hijas.

Mi marido, por ejemplo, pasa mucho tiempo jugando videojuegos. A veces vengo a verlo jugar, sólo para pasar algún tiempo con él, y parece que realmente se pierde en él. A mis hijas, por otro lado, les encanta pasar tiempo en Netflix. Este puede ser peligroso para algunos de ustedes teniendo en cuenta que ver una película o un programa de televisión es casi una invitación abierta para un aperitivo; así que supongo que a menos que realmente te gusta, deberías tener cuidado con éste y los atracones. Este es especialmente el caso si has identificado Netflix como un desencadenante de tus episodios de atracón.

Teniendo en cuenta nuestra eterna búsqueda para perder peso, conseguir un hobby que también te permita hacer ejercicio es genial para nosotros. Intento que mis sesiones de jogging sean lo más divertidas que pueda. Me pongo los auriculares, escucho mi música favorita, y a veces canto solo por diversión. Nunca he sido un fan de los deportes, pero para algunos de ustedes, encontrar un deporte que disfruten debería ser capaz de traerle alegría y ayudarle a mantener su figura al mismo tiempo. A Alex le gusta jugar al paintball. Juega en campos muy grandes que le exigen que corra mucho, así que es un gran ejercicio. Suele estar muy cansado después de cada sesión. A mis hijas les gusta nadar y bailar. Disfrutan de ambas actividades, y ambas son muy exigentes, por lo que es un gran ejercicio para ellos.

Sea lo que sea que decidas hacer para traer alegría, debes validarlo con tu diario. Mantenga notas de su progreso después de iniciar esta nueva actividad. Si descubres que te está ayudando a evitar los episodios que comen atracones, entonces está funcionando, y deberías seguir con eso. Por supuesto, una opción bastante saludable, si es posible, es mucho mejor. Obviamente no deberías cambiar comida por cigarrillos, o alcohol, o cualquier otra droga para el caso. Tampoco puedes ir en sentido contrario y conseguir un pasatiempo tan saludable y productivo que no lo disfrutes en absoluto. Aprender ruso es probablemente muy bueno para ti, pero si no te trae alegría, probablemente deberías clasificarlo como una actividad relacionada con la superación personal, en lugar de un pasatiempo destinado a traerte felicidad.

Capítulo 10

Mejorar su salud mental

La razón por la que tenemos trastorno de atracón es que nuestras mentes son un desastre. Para mejorar, necesitamos poner las cosas en orden dentro de la mente. Cuando piensas en arreglar tu mente, probablemente creas que tiene que ver con meditar, y eso realmente podría ayudarte, pero eso no es lo que quiero decir en este momento. Hablo de algunos cambios que debes hacer. Estos son cambios en su exterior, así como en su interior. Si te centras en estas cosas, afrontándolas una por una, estoy seguro de que sentirás el cambio. Algunos de ellos pueden parecer difíciles al principio, pero una vez que estés acostumbrado, los seguirás más fácil de lo que parece. En este capítulo, a diferencia del anterior, hablaremos de cosas que te están derribando ahora mismo y de cómo evitar que te hagan esto.

Conviértase en amigo de su enfermedad

El trastorno de comer atracones está lleno de pensamientos intrusivos que, en última instancia, te derribarán hasta que no quede voluntad para combatirlo.

Cuando estás con tus amigos, como se me ocurrió cuando estaba en el centro comercial con mis hermanas y sus amigos, comer en un restaurante puede ser complicado. Si ya estás tratando de cumplir con un plan de dieta, probablemente pidas una opción bastante saludable. Pediría comida china, por ejemplo. Tienen muchas opciones saludables, buena comida, y precios bajos, de modo que mi presupuesto no toma un gran golpe cada vez que voy a pedir una comida para llevar.

Así que estás sentado en la mesa. Empiezas a tomar sorbos de tu té helado, o tomas un pequeño bocado en tu pechuga de pollo o tu ensalada, y luego miras a tu alrededor. Ves gente comandando pizza, hamburguesas con queso, y probablemente un montón de papas fritas. Esto puede ser un golpe profundo para ti. Preferirías tener cualquiera de estos platos altamente deseables e insalubres, así que la enfermedad entra en acción y comienza a molestarte. "Sophie, deberías haber ordenado eso. Mira ese batido de mantequilla de maní, se ve genial". Peleas con "No, no puedo, sabes que no puedo, deja de molestarme". La enfermedad es inteligente, así que probablemente irá con "Vamos, sabes que quieres, pedir un sorbo, sólo un sabor, no hará ningún daño", ocultando el verdadero significado de ese sabor, haciéndolo parecer inofensivo. Una vez que te caigas, te golpeará tan fuerte como pueda con "Ahora lo has hecho, no importa ahora. Ya eres un fracaso; es mejor que consigas uno para ti. Pide papas fritas con eso, se ven bien".

La enfermedad te conoce mejor de lo que te conoces a ti mismo porque está ahí, en tu subconsciente. Está familiarizado con tu proceso de pensamiento, el funcionamiento interno de tu mente.

Sabe dónde yacen tus puntos débiles, y es un maestro en explotarlos.

Pero después de un tiempo, usted puede llegar a ser consciente de esto. Sabes que pasar un poco fuera de lugar servirá de algo por ti. Puedes sentir la sensación de verguenza y fracaso que se acumula dentro de ti mientras consideras pedir una rebanada de pizza, así que luchas contra ella. Comienzas una larga discusión con Binge-Eating Disorder en tu mente mientras el resto está ocupado disfrutando de sus comidas. "No, no quiero comer eso. No lo haré, déjame en paz" - "Sí, sólo mira lo que estás comiendo. Tal vez esa cantidad de comida fue suficiente para ti cuando tenías cinco años, pero ahora no la cortará. Necesitas más, o nunca estarás lleno". Sé que he tenido estas conversaciones, y por lo que he investigado, por lo que aprendí interactuando con otros traga-binge en terapia de grupo, no soy el único con este tipo de pensamientos. Supongo que sabes lo que se siente esto.

Luchar contra esto es perder la batalla. Esto es lo que aprendí. No hay manera de dejar de pensar en estos pensamientos si sigues luchando. Debes tratar de llevarte bien con tu enfermedad, para calmarla sin confrontación directa. Sólo entonces tendrás la oportunidad de desterrar estos pensamientos de tu mente. Si lo piensas, tiene sentido. No hay manera de que puedas dejar de pensar en la comida si estás liderando una discusión con Binge-Eating Disorder al respecto. Todo lo que tendrás en tu mente es, "No, no quiero comerlo. No quiero comerlo. Esa comida no es buena para mí. Si bebo eso, toda mi dieta se desperdiciará", y así sucesivamente.

Esto es lo que haces. Tienes que llevarte bien con el Trastorno de Atracones. Debes ser capaz de negociar con él en lugar de luchar contra él. "Oye, antes te vi mirando esa bolsa de Cheetos. Sé que los quieres, deja de jugar duro y ve a buscarlos. Será tan dulce" debes encontrar una manera de rechazarlo educadamente y ofrecer algo más en su lugar. "Sí, Cheetos suena increíble, pero ya tuvimos un gran almuerzo. Mamá está haciendo espaguetis y albóndigas para más tarde, así que quiero salvar mi apetito por eso". "Pero los Cheetos están ahí; no tienes que esperar a cenar", "Sí, pero también nos encantan los espaguetis y las albóndigas, y quiero poder disfrutarlos de verdad. Esto será imposible si seguimos y comemos esa bolsa de Cheetos solo".

Después de todo, la enfermedad es parte de ti. Usted debe ser capaz de hablar su propio idioma, derribar sus deseos, y ofrecer algo en su lugar que lo satisfará sin estrellar su dieta. Es por eso que es tan importante permitirse un refrigerio en su plan de dieta. En los días más difíciles, será más fácil calmar a la bestia si le dices "Muy bien, estamos tomando un aperitivo, pero no será la bolsa de Doritos XL en la que has puesto tus ojos. Un pop-tart de fresa tendrá que hacer".

Esto no es tan destructivo como fallar por completo. Al final, calmar los pensamientos intrusivos es lo que más importa. El trastorno de atracones parece un trol feo tratando de derribarte al principio. Es una parte de ti que odias, lo cual es bastante fácil ya que tu autoestima está en el suelo. Pero al final, es sólo una parte de ti. Al llegar a amarte y aceptarte a ti mismo, debes estar en paz con la enfermedad.

Va a estar contigo por mucho tiempo. Será mejor que te lleves bien.

Perder la escala

Este parece absurdo, pero me pareció que es en su mejor interés dejar de obsesionarse con su peso, las medidas de su cuerpo, y cómo se mira en el espejo.

Parte de mi trastorno de comer atracones era preocuparme por mi comida. Estaba obsesionado con eso. Quería perder peso todos los días. Todos los días medía la cintura, mis brazos y mis muslos. No era saludable. Si no me gustaba lo que tenía, lo culpaba de lo que comía el día anterior. Me sentía culpable, y me sentía como un fracaso. Ser constantemente recordado que usted está sobrepeso por su espejo no es exactamente la mejor manera de vivir y superar sus problemas, especialmente porque es una puerta de entrada para los pensamientos intrusivos, siempre listo para tomar el control y arruinar su estado de ánimo.

Entendí, en algún momento, que necesitaba tomar mi mente de esto. Soy un ser humano, y como tal, no puedo ser valorado sólo por mi porcentaje de grasa corporal. Sé que esto sucede porque estamos acostumbrados. El mundo nos enseñó que eres valorado por tu apariencia. Eso está relacionado con tu peso. Esto es especialmente malo para las niñas y las mujeres. La industria de la moda le mostrará cuerpos que son muy difíciles de conseguir para la mayoría de nosotros. Esto establece un estándar peligrosamente duro para la forma en que las niñas deben verse, que es un factor muy importante en el desarrollo de un trastorno de la alimentación.

Por supuesto, debemos romper este ciclo. Está bien tener modelos de tallas grandes y todo eso, pero creo que el problema sigue ahí porque todavía estamos valorados por nuestro sano aspecto. Si eres un modelo delgado, eres un modelo, y si eres un modelo gordo, sigues siendo un modelo superior que se aprecia por tu aspecto. Esto es triste porque no todos los cuerpos se ven iguales, y eso no significa que no sean hermosos. Y si tu cuerpo no es hermoso, eso no debería ser tan importante. Nos importa demasiado la belleza.

Puede que esté escribiendo estas palabras, y sé que son ciertas, pero también sé que me hacen un hipócrita. Me importan las apariencias. Me importa demasiado, tanto que duele. Estoy avergonzado por mi propio cuerpo. Todavía no me gusta, y si paso demasiado tiempo mirando mi cuerpo desnudo en el espejo, a veces, se siente como si pudiera tener un ataque de pánico. Sigo creyendo que esta no es forma de vivir. Luché contra él, y luché de la mejor manera que se me ocurrió.

Ya terminé de medirme. Ya me cansé de poner números sobre mi cuerpo. Las pulgadas de mi cintura, las libras en la escala, el grosor de mis brazos y muslos, esto es algo que usé para medir casi dos o tres veces por semana. En cuanto a mi peso corporal, solía medirlo a diario. No sabía cuánto me dolió hasta que lo dejé ir. Dejé de hacer eso, y pude reducir los pensamientos intrusivos.

Sé lo que debes pensar, es más fácil decirlo que hacerlo. Entiendo cómo te sientes. Después de pasar toda tu vida mirando números en una escala y valorando tu cuerpo en el espejo, parece imposible parar. Y tienes razón; no es tan fácil. Te mostraré cómo hacerlo, pero se necesita disciplina y trabajo.

En primer lugar, debe literalmente dejar de pasar a la escala. Puede ser útil tirarlo si es necesario. Eres bueno siempre y cuando no mides tu peso todos los días. Esto no significa que pasarás el resto de tu vida sin saber cuánto pesas. Por razones médicas, y para hacer un seguimiento de su progreso, es necesario hacerlo. Pero eso no tiene por qué suceder todos los días. Mi consejo es medir su peso mensualmente, escribirlo en un pedazo de papel que habrá escondido en un lugar seguro, y luego olvidarse de él. Ya que lo tienes en papel, tu mente no necesita recordarlo; por lo que se hace más fácil olvidar cuánto pesas.

Mi vida es mucho mejor desde que dejé de pensar en los números de la escala. Es sólo un gran peso de mis hombros. Te sorprenderá la cantidad de luz que sientas en tu cabeza después de dejar ir esta preocupación. Al principio, no funcionará. Incluso puede empeorar ya que no te estarás midiendo todos los días. Tu mente podría empezar a hacer estimaciones locas sobre cuántos kilos te mostraría la escala si lo pasaras por encima ahora mismo. Lo sé porque eso es lo que me pasó, pero afortunadamente pude soportar esa fase ahora que estoy mucho mejor. Ten en cuenta que, dado que la temporada de vacaciones suele ser mala para nuestro peso, tal vez quieras saltarte la báscula en enero para que no descubras cuánto ganaste en diciembre. Esto también podría aplicarse a cualquier período de tiempo difícil en el que se come con frecuencia.

Evite los espejos a toda costa. Solía pasar de 5 a 10 minutos frente al espejo después de bañarme, mirando mi cuerpo. Me sentí totalmente disgustado y la forma en que me veía Fue repugnante, y sólo mirarlo fue muy malo para mi estado de ánimo. Cuanto más tiempo miraba, más feo me sentía. Quería esculpirlo con un cuchillo para quitarme todas las cosas que no me gustaban, para dejar de ser tan defectuosa, tan llena de defectos. El tiempo que pasé frente al espejo parecía una eternidad; fue horrible. Después de entender el daño que me hizo mirar mi cuerpo, supe que tenía que parar. No conseguimos encontrar tu ubicación exacta. Le dimos la más grande a nuestras hijas, que parecen estar muy felices jugando frente a ella. También trato de evitar mirar fotos de mí mismo. Si debo hacerlo, trato de no mirar demasiado tiempo. Sé que mis ojos empezarán a encontrar defectos en mi cuerpo, más tiempo miro, y no quiero pasar por eso. No ser tan consciente de mi propio cuerpo ha sido bueno para mí. Sé que tengo sobrepeso. Puedo mirar mis brazos. Puedo sentirlo mientras camino. Cuando mi esposo me toma en sus brazos y siente mi cuerpo, yo también puedo sentirlo. No puedo evitarlo, pero puedo disminuir la autoconciencia. Como dije, evita los espejos si quieres mantener alejados los pensamientos problemáticos.

Cambiar tu mentalidad para preocuparte menos por tu cuerpo es posible. He pasado la mayor parte de mi vida siendo insoportablemente consciente de mi peso corporal, pero la vida puede ser mejor. Sé que es para mí ahora mismo. Damos demasiada atención a estas cosas. Francamente, mientras estés sano, no deberías tener que preocuparte por tu peso. La obsesión por la delgadez como única forma de belleza es una enfermedad bien difundida a través de nuestra sociedad, y nos está enfermando. Esa es la razón principal por la que tenemos trastornos de la alimentación. Ese es nuestro principal problema, y la solución es dejar de obsesionarse con ello. La única manera de que esto te haga daño es si lo dejas entrar en tu mente. Sé que puede parecer injusto decirlo así porque no puedes controlar los pensamientos intrusivos. Sólo vienen a ti. A veces es sólo una gota o dos, pero a veces parece que está lloviendo, con truenos retumbando en el fondo. Este puede ser a menudo el caso, sé que fue mi caso, pero pude lograrlo, y te he mostrado cómo lo hice, así que deberías ser capaz de seguir mi ejemplo.

Tira tu báscula o consíguela en un lugar de difícil acceso para que no tengas la tentación de pisarla. Hazlo ahora mismo. ¡Baja este libro, llega a tu báscula y hazlo!

El aburrimiento es tu enemigo

Una mente ociosa es un suelo fértil para los pensamientos intrusivos.

Siento que cuando empecé a atragantarme, tenía tendencia a suceder cuando me aburría. No tenía nada que hacer, así que abrí una bolsa de cacahuetes para matar el tiempo. El aburrimiento es muy común en niños y adolescentes. Es una enfermedad para los desocupados. Los adultos suelen estar muy ocupados, así que la mayoría de nosotros no tenemos tiempo para aburrirnos, pero los adolescentes sí. Es entonces cuando la mayoría de los trastornos alimenticios tienen lugar, y la mayoría de los atracones nacen. Tal vez no sea una coincidencia.

Aprender a tocar el piano no era sólo para acercarme a mi padre. También era una estrategia para combatir el aburrimiento. Cuando estaba concentrado, especialmente cuando me estaba divirtiendo, me di cuenta de que los pensamientos intrusivos no eran tan comunes. Me golpearon sobre todo por la noche cuando estaba solo en mi habitación; también, cuando estaba caminando a casa de la escuela, vulnerable a tomar un desvío que podría terminar con un frenesí de hamburguesa con queso.

Te aconsejo que consigas un pasatiempo. En mi caso, tocar el piano me preguntaba. También me encanta leer, pero teniendo en cuenta que solía comer atracones mientras leía en mi habitación, usar eso como escudo contra la enfermedad no era eficaz porque mi mente los tenía relacionados de todos modos. Un pasatiempo te salvará del aburrimiento, y mantendrá tu mente ocupada, sin dejar espacio para los pensamientos intrusivos.

Mi trabajo también es muy útil porque exige toda mi atención. Para todos los que trabajan con niños, saben lo mentalmente exigente que puede ser. Tengo que mantener el control de todo mi salón de clases, pasar por mi clase y asegurarme de que todos presten atención.

Hemos detectado un problema desconocido. Algunos de ustedes no tienen tanta suerte. Trabajas en trabajos que no requieren mucha de tu atención. No te gusta, así que a menudo te aburres mientras lo haces. He leído que los camioneros a menudo se atragantan en la carretera, comiendo enormes bolsas de patatas fritas como si no fueran nada.

Las actividades aburridas, como estudiar, también están llenas de peligro. Tristemente, a veces no puedes evitarlos. El sistema escolar a menudo te hace estudiar temas que realmente no te interesan, por lo que es un momento en el que a menudo eres vulnerable a comer atracones. En este sentido, mi consejo es perseguir algo que realmente disfrutes para ganarte la vida. Estudiar no es tan aburrido cuando estás estudiando algo que realmente te importa. Lo mismo ocurre con el trabajo. Si tienes ganas de trabajar, si estás ansioso por ir a trabajar, y si te estás divirtiendo durante tu turno de trabajo, lo más probable es que te entretengas. Esto es algo que probablemente se aplica a todos. Todo el mundo debería estar trabajando con algo que les apasiona.

La lucha contra el aburrimiento puede parecer difícil, pero en este momento, la tecnología nos permite llegar a tanta información que es casi posible hacer algo relacionado con sus intereses en un momento dado.

El aburrimiento es otro campo de batalla que debemos conquistar, y tenemos las herramientas y armas para hacerlo.

Evitar las redes sociales

Pasamos demasiado tiempo en Facebook, Twitter e Instagram. Es malo para nosotros como profesionales adultos porque tendemos a dejar de lado nuestros deberes para responder a las notificaciones de nuestros teléfonos. Además, más relevante para este libro, es malo para nuestra salud mental.

La gente no suele compartir toda su vida en las redes sociales. No verás los momentos feos de alguien en Instagram o Facebook. La gente elige con mucho cuidado qué subir y qué no, como resultado, vemos la mejor versión de la vida de cualquier persona en Facebook e Instagram. Después de ver sus fotos perfectas, pasamos por la peor parte de nuestra relación con las redes sociales, comparándonos con ellas. No es justo comparar nuestra versión diaria de nosotros mismos con la mejor versión de otra persona de sí mismos. No es una competencia justa, y terminamos con más dolor y tensión mental como resultado de estas comparaciones. Esto no es saludable para nadie, no solo para las personas con trastornos de atracones. Encontrarás muchas personas en YouTube y sus blogs hablando sobre los beneficios de abandonar las redes sociales por nuestra salud mental. Facebook y Twitter son relativamente, muy nuevos. Nos las arreglamos para sobrevivir sin él hasta este punto, y estoy seguro de que nadie ha perdido una extremidad por borrar su cuenta de Facebook. De acuerdo, tal vez dejar Facebook por completo no es necesario. Después de todo, es la mejor manera de mantenerse al día con sus parientes; pero deberías dedicar menos tiempo a ello.

En primer lugar, debe borrar la aplicación de Facebook de su teléfono celular. Es mejor para su teléfono celular y para su salud mental. Al final del día, tendrás más batería. Sus días serán más productivos (sin mencionar que su información personal será más segura), y es probable que esté de mejor humor. Las notificaciones de Facebook son la razón principal por la que entramos allí. Nuestros teléfonos están constantemente diciéndonos que vayamos en línea y revise las fotos de todos los demás. Una vez que haya borrado la aplicación, no se verá constantemente tentado a entrar. En cuanto a su escritorio o portátil, deshabilite las notificaciones de Facebook en su navegador web.

Instagram es lo mismo. Podría ser aún peor para su salud mental porque las personas tienen una tendencia a jugar modelo en Instagram. Cuando se desplaza hacia abajo, se encuentra imagen tras imagen que se ve directamente fuera de una sesión de fotos profesional; luego, accidentalmente enciendes tu cámara y ves en tu cara mirándote de nuevo en la pantalla. Sé que tú también has pasado por esto. Es desagradable, poco halagador y horrible para tu autoestima. La solución es muy simple. Tal vez no borrar la aplicación, después de todo el teléfono es la mejor manera de acceder a ella, sólo tiene que desactivar las notificaciones. Para mí, esto fue suficiente; de esta manera, no recibo una notificación cada vez que alguien subió una nueva fotografía.

Si tienes mi edad ahora mismo, o eres mayor, este paso no será tan difícil para ti. Pero si eres más joven, probablemente será más difícil para ti alejarte de las redes sociales. La mayoría de los niños y adolescentes hoy en día pasan la mayor parte de su tiempo con sus narices mirando la pantalla de sus teléfonos celulares. Están demasiado acostumbrados a esto. Apagar el Wi-Fi y quitarse sus teléfonos celulares es una manera efectiva de castigar a mis hijas cuando se portan mal. Es como el infierno para ellos. Si eres un adolescente leyendo este libro con problemas de autoestima y estás pasando por el Trastorno de Binge-Eating, probablemente deberías pasar menos tiempo en las redes sociales. No es bueno para tu autoestima compararte con los demás las 24 horas del 7 días de la semana.

Lucha contra un episodio de atracón

Algunos afirman que hay una manera efectiva de detener un episodio de atracón antes de que suceda. No estoy hablando de borrarlos de tu vida, después de todo, ese es más o menos el tema principal de este libro. Hasta ahora, te he hablado sobre cómo vivir de una manera que reducirá los episodios de atracones. Ahora, repasemos algunos consejos que podrían detenerlos en frío.

En primer lugar, después de toda la excavación profunda que has hecho, probablemente sabes lo que desencadena la mayoría de tus episodios de atracón. Ya sea si se trata de aburrimiento, tener un mal día, sentirse juzgado, inadecuado o simplemente ansioso, usted entiende lo que está pasando en su vida que tiene el poder de invocar el horror desde lo profundo. Ya que has aprendido lo que desencadena tus episodios, debes ser capaz de saber cuándo es probable que comas antes de que suceda, incluso antes de empezar a sentir la necesidad de hacerlo. Por ejemplo, si sé que pasar demasiado tiempo frente a un espejo es terrible para mí si por casualidad me encuentro con un espejo en un ascensor, y no puedo evitar mirar, ya sé que más tarde ese día estaré en peligro de comer atracones.

Ya sabes cómo predecir cuándo comerás atracones más tarde. Ahora, usted debe ser capaz de sentir el impulso cuando comienza a crecer dentro de usted. Si ya eres consciente de que has pasado por un gatillo que es probable que te haga caer en un episodio de atracón, no debería ser difícil darse cuenta cuando estás en peligro. Especialmente si estás parado frente a un gatillo o una tentación que come atracones, y empiezas a sentir el impulso que se acumula. Esto no significa que debas pasar todo el día pensando en impulsos de atracones. Esto sería devastador para tu progreso contra la enfermedad porque si es todo en lo que piensas, ya has perdido la mitad de la batalla. Debes encontrar el equilibrio de conciencia. Si empiezas a sentir ansiedad, si sientes el más mínimo signo de que se acumula un impulso de atracón, deberías ser capaz de identificarlo e iniciar tus mecanismos de defensa de inmediato.

La idea de detener un episodio de atracón una vez que sientas que tu impulso parecía algo imposible. Una vez que hayas dejado ese impulso dentro de ti, has perdido la batalla. Tarde o temprano, tendrás que atragantarte. Es mejor que empieces a planear cómo lo harás. La vida no tiene que ser así. No somos esclavos de nuestra enfermedad. Puede ser difícil, pero no es imposible detener un episodio de atracón. Sólo tienes que cambiar tu mentalidad y retrasar el inicio del atracón.

Así que ya sabes que tienes ganas de comer atragantos. Existe la posibilidad de que desaparezca si encuentras la manera de retrasarlo. Así que si estás en casa viendo la televisión y comienzas con el impulso de comer atracones, podrías beneficiarte de mantenerte ocupado, especialmente si está lejos de la cocina y cualquier posible fuente de comida. Haz yoga, medita o da un paseo por el bosque. Forzarte a hacer algo que no sea comer es posible antes de comenzar el episodio de atracón, y si sigues adelante, sentirás que el impulso se desvanece lentamente.

También puedes tratar de reemplazar tus pensamientos con otra cosa. Si casi terminas, la enfermedad te pide que te atragantres, y ya has perdido la esperanza. Puede ser útil si intentas cambiar el tema de la conversación en tu mente. Si estás pensando en la comida que vas a recibir en solo un par de minutos, deberías intentar pensar en las razones por las que no puedes hacer eso. Tal vez no puedas pagar esas hamburguesas con queso (incluso si puedes). Tal vez estés demasiado ocupado ahora mismo para empezar a comer atracones (incluso si tienes el tiempo libre). Tal vez pensar en todo lo que has hecho hasta ahora, la forma en que esta enfermedad afecta a tu familia, tu salud y lo bien que has estado evitando los episodios de atracón hasta este momento podría ser capaz de salvarte. No te rindas; luchar contra el impulso hasta el último momento. Lucha inteligentemente, conoce tu enfermedad, conócete a ti mismo y sé que no todo se pierde una vez que sientes la necesidad de comer atraganticamente.

Si después de todo esto caes en un episodio de atracón, está bien. En primer lugar, trata de no sentirte mal por ti mismo. Después de todo, si detener esos episodios de atracones era tan fácil, el trastorno de comer atracones no sería el trastorno alimentario más común que existe. Sé que esto puede parecer imposible, pero incluso en este punto, hay algo que puedes hacer para detener el episodio de atracón. Debes tomar el control de tu atracón mientras sucede. Todo lo que necesitas hacer es comer voluntariamente. Conoces esa sensación de tener una experiencia fuera del cuerpo durante tus episodios de atracón. Estás en piloto automático. Todo está sucediendo en una secuencia que no está controlada por ti. Estás demasiado ocupado tratando de hacer que se detenga, pero tu cuerpo no lo hará. No sirve de nada; ya eres una decepción. No vales la pena el esfuerzo para terminarlo. Es casi imposible tomar el control de tu episodio de atracón de esta manera. Es mucho más fácil hacerlo comiendo voluntariamente. Sé que puede sonar como lo contrario de lo que deberías hacer, pero si de buen grado tomas tu episodio de atracón en la misma dirección en la que va, eventualmente apagarás el piloto automático, y eres tú a las ruedas.

Así que estás en tu episodio de atracones. Estás rellenando bocado tras bocado de bocadillos, y lo estás haciendo voluntariamente, pero todavía lo estás haciendo. Obviamente, eso no es lo que estás buscando. Ahora tienes que identificar el momento exacto en el que tu impulso de comer atracones está bajando para que puedas detenerlo. Hay un momento durante tu episodio de atracón en el que has tenido suficiente comida para sentirte bien. Probablemente ya no tengas hambre, y la comida no sabe tan bien porque ya has satisfecho el antojo. Encontrar este momento es difícil. Lleva algún tiempo y práctica, pero una vez que aprendas a hacerlo, puedes detener tus episodios de atracón con un simple "bien, ya he tenido suficiente de esto, creo que soy bueno". Eso es todo, eso es todo lo que se necesita. Sé que es una victoria a mitad de camino porque aún comiste. Aún caíste en el episodio de comer atracones. Entiendo que, pero comer media bolsa de Doritos es mejor que comer toda la bolsa, ir a un helado y abrir otra bolsa de Doritos para mantener el ciclo. Después de haber hecho esto lo suficiente, comenzarás a ganar confianza, y la confianza no tiene precio cuando eres un atracón. Saber que ya no eres una víctima indefensa de la enfermedad, que eres capaz de defenderte, es genial para tu autoestima, y ayuda con tu concepción previa de ti mismo como alguien sin ningún tipo de autocontrol.

Cabe señalar que es más fácil detener un episodio de atracón en las primeras etapas, y la mejor manera de detenerlos en general es la prevención. Si sigues el resto de las recomendaciones de este libro, lograrás un modo de vida más saludable que, en última instancia, impedirá el nacimiento de los impulsos. Y una vez que estás en peligro, es más fácil detener un episodio de atracón en ese momento que hacerlo durante el atracón. Lo que quiero decir con esto es que no deberías confiar tanto en ti mismo que pensarías que no importa que estés en una zona de peligro, o si estás rodeado de mis gatillos, porque sientes que puedes detener cualquier episodio de atracón justo antes de que suceda. El mejor momento para detener un episodio de atracón es antes de que tengas el impulso. Si estás en peligro, o si estás empezando a sentir el impulso, deberías saltar sobre el atracón en desarrollo de inmediato.

Trabajar en tu salud mental es la mejor manera de curarte de esta enfermedad. Si tu mente está a gusto, si no estás desarrollando nuevas ansiedades, tus defensas contra esta enfermedad son a prueba de balas.

Capítulo 11

Terapia de Grupo

Hay consuelo al saber que no estás solo. En este momento, la información sobre el Trastorno de Atracones estaba en todas partes. Es mucho más fácil hacer algunas investigaciones sobre esta enfermedad y encontrar personas que están sufriendo de ella. Se sabe que esta enfermedad es más común que Bulimia Nervosa y Anorexia Nervosa. El trastorno de comer atracones es un gran problema, y todos estamos prestando atención a él.

En ese entonces, este no era el caso. Como atracón, a veces, me sentía como si tuviera una nueva enfermedad sin tratamiento posible. Estaba entrando en lo desconocido. Todo el mundo sabía de Bulimia Nervosa y Anorexia Nervosa, pero nadie sabía sobre el Trastorno de Binge-Eating. No tenía forma de prever lo que me iba a pasar y con quién comparar.

Esta situación terminó en mi primera sesión de terapia de grupo. Estaba muy feliz de saber que había otros que eran iguales que yo. Todos sufrían de trastorno de atracón, y algunos de ellos ya eran mejores. Había una manera de salir de este pozo oscuro. Ya estaban caminando por ese camino. Era posible sobrevivir a esta enfermedad. No sería mi fin.

Podía verme en la historia de William. William era un atracón. Era dos años más joven que yo, y solía salirse de la práctica de fútbol para comer una bolsa llena de barras de caramelo en la sala de casilleros. Sus compañeros de equipo se enteró y se burlaron de él, lo que sólo empeoró las cosas. Se sentía como si su cuerpo se movía por su cuenta cada vez que se atragantó, y estoy seguro de que puedo relacionarme con eso. Es una experiencia aterradora. Sus episodios de atracón se pusieron tan malos, su vida fue tan desequilibrada, el acoso fue tan terrible, y la verguenza era tan insoportable que se tragó una botella entera de píldoras tratando de terminarlo.

Su historia me sacudió hasta los huesos porque sé que estaba cerca de ir allí. Estaba a punto de terminar mi vida antes de decidir cambiar las cosas. Podría haber sido yo tan bien como él. Por suerte, no le pasó nada. Su familia lo encontró y lo llevó al hospital, así que fue salvado. Después de esa experiencia, decidió, junto con su familia, recibir tratamiento profesional. Ahora está mucho mejor, en camino a la recuperación. Está agradecido de estar vivo, y todos estamos contentos de que hayamos llegado a conocerlo.

Conocí a Caroline, y me hizo darme cuenta de la suerte que tuve de tener a Alex. Caroline era una mujer de 29 años recientemente separada de un hombre llamado Peter. Peter tenía un problema con la bebida. Estaban enamorados desde la escuela secundaria, y ella sufría de Trastorno de Binge-Eating, al que él no ayudó mucho. Solía emborracharse y decirle cosas desagradables. Desaparecería de su casa durante tres días seguidos sin decir una palabra a ella.

Ella se quedó allí durante estos días, totalmente consumida por la ansiedad. Cada vez que tenían que reunirse con sus amigos y familiares, ella tenía miedo de que él se emborrachara y hiciera una escena. La ansiedad horas antes de eso la absorbió, llegando al punto en que tenía problemas para respirar. Por supuesto, toda esta ansiedad la empujó hacia episodios de atracón. Ella lo pasó mal, se sentía avergonzada, y luego se atragantó más.

Esto sucedió durante cuatro años horribles hasta que finalmente dejó a ese hombre. Sólo entonces pudo comenzar a recibir tratamiento. Tuvo que salir de esa casa, volver a vivir con sus padres y ser heterosexual y abierta con ellos. Era una devoradora dura. Ya no quería hacerlo. Necesitaba ayuda. Su matrimonio fue un fracaso, por lo que nunca se permitió llevar un bebé a esa casa. Sus padres la ayudaron, al igual que mis padres me ayudaron, y ella pudo recuperarse. Ahora está mejor. No come tanto de atracón, y no está tan consumida por la ansiedad como solía ser.

Robert nos enseñó mucho sobre la importancia de estar sanos. Es un atracón que sufre de Diabetes Mellitus Tipo 2. No es el único con Diabetes Mellitus en su familia, así que siempre supo que estaba en riesgo de desarrollar esa enfermedad. Como si el trastorno de atracón no fuera lo suficientemente malo. Recibió el diagnóstico de Diabetes Mellitus Tipo 2 cuando tenía 29 años. En ese entonces, era obeso, y tenía que cambiar su forma de vida si quería sobrevivir. Por supuesto, se necesitó mucho trabajo, y está en desventaja debido al trastorno de atracones. Le costó mucho trabajo y disciplina, pero está vivo gracias a ello. Perdió parte de su pie derecho, lo que fue un gran golpe para él, pero es capaz de caminar gracias a una prótesis y calzado especial. Afortunadamente tiene el apoyo de su familia. Vive un día a la vez. Es extremadamente cuidadoso, y se toma su tratamiento muy en serio, tanto su tratamiento médico para la Diabetes Mellitus Tipo 2 como el tratamiento psicológico para el Trastorno de la Alimentación Con Binge. Lo está haciendo bien. Mantiene sus niveles de glucosa en sangre normales, así que si mantiene esto, debería ser capaz de vivir una vida larga y feliz.

Mary y Barbara me enseñaron los peligros de comer atracones en familia. Ambos provenían de una enorme familia de personas que sufrían de sobrepeso. Ambos eran obeses. Habían tenido un sobrepeso toda su vida, y todo comenzó en casa. Comer tanto es normal en su familia. Sus padres son los dos así. Pasan unas dos horas cenando, y luego van y enciende la televisión con un plato lleno de bocadillos delante de ellos. No están seguros de si todos en su familia sufren de trastorno de atracones, pero casi todo el mundo sufre de obesidad. Sus padres, tíos y primos lo hacen; es parte de sus tradiciones familiares. Todos están acostumbrados a comer grandes cantidades de comida y a tener sobrepeso. No les importa mucho. Mary y Barbara estaban con nosotros porque querían cambiar. Quieren poder llevar a su madre y a su padre a la terapia algún día, pero en este momento, no quieren reconocer que hay algo malo con la forma en que viven.

Para empezar a recuperarse del trastorno de atracones, María y Bárbara tuvieron que mudarse de esa casa llena de desencadenantes y tentaciones. Algunos días, comieron una pizza de tamaño familiar con una botella de 2L de coca y una rebanada de pastel de manzana cada uno. Algunos de ustedes pueden llamar a esto un episodio fuerte de comer atracones, pero allí en su casa, sólo lo llaman cena. El trastorno de comer atracones puede ser más peligroso y agresivo si es compatible con todo el entorno. Empieza a pensar en ti mismo por un momento. ¿Qué crees que habría pasado con tu trastorno de atracón si fuera compartido por toda tu familia?

Joe era un faro brillante de esperanza para todos en la terapia de grupo. Tenía 45 años. Ni siquiera estaba gordo. Se había recuperado casi por completo del Trastorno de Binge-Eating, y venía a estas sesiones sobre todo para ayudarnos a llegar a donde está ahora mismo. Es muy amable. Se ve saludable, y se las arregló para mantenerse libre de episodios de atracón durante ocho meses. El año pasado, sólo tenía tres de esos.

Joe nos mostró que hay esperanza. El trastorno por atracones no es una sentencia de muerte. Pasó por las mismas cosas que estamos sufriendo en este momento, y salió victorioso. Es parte de la razón por la que decidí escribir este libro, sabiendo que realmente me ayudó a tener esperanza, y tienes que creer que tienes una oportunidad de victoria si vas a darlo todo contra esta enfermedad. Espero poder transmitirles esta confianza y esperanza. Así como Joe está mejor, yo estoy mejor. Te estoy diciendo cómo mejoré, y sé que tú también podrías ser mejor.

No importa quién seas, la terapia de grupo es una experiencia positiva. Usted debe probarlo también; nadie debería estar solo en esta lucha.

Capítulo 12

Diabetes y atracones

Algunos estudios señalan que aproximadamente el 12% de las personas que sufren de Trastorno de Binge-Eating también están sufriendo de Diabetes Mellitus Tipo 2. He visto esto a través de mi amigo Robert en terapia de grupo, y es una situación muy peligrosa. La diabetes Mellitus es una enfermedad que debe tomarse en serio. Lamentablemente, no hay cura; las personas con esa afección pasan el resto de sus vidas con medicamentos, restricciones alimentarias e ir a un médico periódicamente para revisarse a sí mismas. Tipo 2 Diabetes Mellitus es perfectamente capaz de quitarte la vida si no tienes cuidado, así que esto es algo que no deberías tomar a la ligera.

En primer lugar, le aconsejo que investigue a su familia. El riesgo de contraer Diabetes Mellitus tipo 2 es mayor si un miembro de tu familia lo tiene. Así que si un padre, hermano, tío, abuelo, primo, cualquier persona de su familia lo tiene, y usted tiene sobrepeso, usted debe comprobar sus niveles de glucosa en sangre con su médico constantemente para descartar la posibilidad de desarrollar la enfermedad. Este es especialmente el caso si eres obeso y comes mal (demasiado azúcar).

Si te encuentras bebiendo más agua de la que solías, eso es un síntoma de Diabetes Mellitus. Otro síntoma es orinar constantemente. Si empiezas a ir al baño constantemente, deberías estar preocupado. Los otros dos síntomas principales son la pérdida de peso y un aumento del apetito, que son más difíciles de detectar cuando usted está sufriendo de trastorno de atracón-comer. Estar constantemente hambriento, comer más de lo que solías, más que una persona normal, ya es parte de tu vida y podría atribuirse fácilmente al trastorno de la alimentación. Y si estás haciendo las cosas bien, si te estás recuperando de la enfermedad, también deberías estar perdiendo peso. Esto hace que sea difícil pensar en tipo 2 Diabetes Mellitus sólo de pérdida de peso. Sin embargo, si estás perdiendo peso y sabes que todavía estás haciendo las cosas mal, tal vez deberías poner un alfiler en eso e ir a tu médico para comprobar cómo estás.

Definitivamente, ser diagnosticado con Diabetes Mellitus Tipo 2 es una mala noticia sin importar quién seas, pero son terribles si también eres un atracador. Como si la vida no fuera lo suficientemente difícil sólo por eso. Evitar el azúcar es extremadamente difícil para nosotros, teniendo en cuenta que por lo general nos falta disciplina y autocontrol. Eso es algo que todos tenemos que tener en cuenta porque es posible evitar el desarrollo de Diabetes Mellitus Tipo 2. Sólo tenemos que cuidar de ti mismo. Sé que no es fácil para nosotros, pero estamos hablando de nuestra salud, nuestras vidas podrían estar en riesgo, así que no deberíamos tomar la amenaza de la Diabetes Mellitus Tipo 2 a la ligera.

La detección médica temprana es posible; incluso puede detectar la enfermedad antes de que se desarrolle por completo. Si comienzas a desarrollar resistencia a la insulina, estás en las primeras etapas de la Diabetes Mellitus Tipo 2. Debes hacer algunos cambios importantes en tu vida, y es posible que necesites algún medicamento, pero si empiezas a tratarlo en este punto, tu esperanza de vida es mucho mayor. Por otro lado, si detectas la enfermedad cuando está completamente desarrollada y no puedes producir insulina, las cosas no te parecen bien.

Si has desarrollado la enfermedad, si vas al médico y recibes el diagnóstico de Diabetes Mellitus Tipo 2, hay un par de cosas que debes hacer como atracón. En primer lugar, tanto el médico como el terapeuta deben saber sobre esta situación. El médico que te diagnosticó Diabetes Mellitus Tipo 2 debe saber que sufres de El Trastorno de la Atracción, y tu psiquiatra, psicólogo o terapeuta debe saber sobre la Diabetes Mellitus Tipo 2. Además, su familia también debería saberlo. Robert tenía el apoyo de su familia. Le ayudaron a evitar los atracones evitando los alimentos con altos niveles de azúcar. Tal vez no todo el mundo tiene una familia dispuesta a proporcionar una ayuda tan grande, pero al menos debería intentarlo. Nadie quiere perder a su ser querido, especialmente por una enfermedad tan horrible. Es poco probable que no reciba ningún tipo de ayuda.

La Diabetes Mellitus Tipo 2 no significa que comiences a comer menos. Si sigues mis recomendaciones (y, muy probablemente, las órdenes de tu terapeuta), deberías comer cinco veces al día. No deberías dejar de hacer esto. Despúes de todo, es la única manera de evitar episodios de atracones. Mientras sus niveles de glucosa en sangre sean normales, no es necesario que deje de comer. Además, usted debe evitar los niveles bajos de glucosa, por lo que el hambre no es recomendable en absoluto.

Si quieres comer, hay un montón de opciones disponibles para ti. Siempre hable con su médico acerca de lo que debe o no debe comer, pero es probable que se sorprenda por lo poco que tiene para cambiar su dieta. ¿Qué debes hacer si tienes un amor especial por el helado? Bueno, hay helado para pacientes diabéticos, no tiene azúcar. Nunca lo he probado, pero Robert dijo que estaba bien. Tenía un par de veces por semana, y fue capaz de mantener sus niveles de glucosa rectos.

¿Recuerdas de lo que hablamos en el octavo capítulo? Como atragantos, tendemos a tener pensamiento blanco y negro. Si empiezas a separar tu comida por buena comida y mala comida, probablemente termines sintiéndote terrible si tienes un sabor de la mala comida. Un mal humor es un detonante para un episodio de atracón. Con el fin de evitar esto, usted debe realizar un seguimiento de sus niveles de glucosa en sangre. Tal vez un sándwich de mantequilla de maní y jalea no es tan mortal como parece si revisas tus niveles de glucosa en sangre después, y son normales. Revisar sus niveles de glucosa mantendrá sus ojos en el peligro real, y usted no se sentirá culpable después de un resbalón menor si usted encuentra que no hizo ningún daño. De esta manera, usted puede estar seguro de qué tipo de alimento sin avanzar más en la enfermedad.

Tener Diabetes Mellitus tipo 2 y trastorno por atracón puede sonar como una situación muy difícil, pero no es una sentencia de muerte. Trabajar duro, hacer un esfuerzo y tener fe; todo va a estar bien.

Capítulo 13

Ayudar como amigo

Tal vez no conseguiste este libro porque estás sufriendo de Trastorno de Atracones. Tal vez sea alguien cercano a ti que esté enfermo, y quieres entenderlos, para poder ayudar. Si ese es el caso, este capítulo es para usted.

Los amigos y la familia pueden ser muy útiles. Puedes marcar la diferencia en la vida de tu ser querido. Sé que recibí ayuda de mis padres y de mi familia. Tengo mucha suerte de tenerlos conmigo.

Si estás leyendo este libro, eso significa que estás un paso por delante de la mayoría de las personas que quieren ayudar a alguien con un trastorno de atracones. Sabes mucho más que el ciudadano promedio. Usted sabe lo que funciona y lo que no, por lo que debe ser consciente de qué aconsejarles (especialmente si no han leído este o cualquier otro libro sobre su enfermedad).

Si sabes que tu amigo tiene esta enfermedad, entonces probablemente ya te lo ha dicho. Tu amigo ha hecho un esfuerzo para comunicarse contigo, así que ya están buscando ayuda de sus seres queridos. Si él o ella te había hablado sobre esto, pidiendo tu ayuda, pero tú eres el único, y sabes que la familia no está al tanto del Trastorno de Binge-Eating, deberías animar a tu amigo a decírselo. No importa qué clase de familia sea, deben ser conscientes de ello. Mantener las cosas en secreto es una manera de agregar estrés y ansiedad a una situación ya precaria.

Ni siquiera trates de ponerlos a dieta. Si ves que tienen una idea así en sus cabezas, deberías convencerlos de que no lo hagan. Las dietas pueden ser catastróficas para alguien que sufre de trastorno de atracón, como ya hemos discutido. Así que si quieres lo mejor para ellos, los mirarás a los ojos y les dirás que una dieta estricta no es el camino a seguir. En cambio, usted sabe que una dieta completa, una dieta planificada es mucho mejor. No deben perder el tiempo corriendo detrás de las dietas de las revistas de moda que están destinadas a las modelos. Deben aspirar a comer como una persona normal. Debemos ir a cinco comidas al día, con el objetivo de opciones bastante saludables sin morir de hambre.

Debes tener cuidado con la forma en que hablas y las cosas de las que hablas. Tu amigo no necesita tener una conversación sobre su cuerpo, peso corporal, figura, ropa, dieta, cualquier cosa. La avergonzación del cuerpo puede ser mortal para alguien que sufre de trastorno de atracón. Confía en mí; sabemos que no nos vemos bien. Francamente, lo más probable es que no nos guste cómo nos vemos, pero tener a alguien que nos recuerde que es lo opuesto a la ayuda. Nos está hundiendo en nuestra propia miseria.

Protégalos de la negatividad tanto como puedas. Invitarlos a venir a ver America's Next Top Model ya debería igualarte como una mala idea. Salir junto con amigos que usted sabe que es probable que hacer comentarios negativos es aún peor. Puede sonar demasiado dramático pensar de esta manera, pero es la verdad. Si quieres ayudar a tu amigo que está luchando con Binge-Eating Disorder, debes poner un esfuerzo y protegerlo de la negatividad.

Es posible que te sientas obligado a motivar a tu amigo, pero a veces es más dañino que beneficioso. Si lo haces a través de amenazas como "si vuelves a comer, no iremos al cine durante todo este año" o "tendrás que buscar otro para obtener apoyo porque he terminado de ayudarte si lo haces una sola vez más". Cualquier tipo de amenaza es negativa. No ayudará a tu amigo en absoluto. Más bien les presionará, y no de una manera que usted desearía que lo hiciera. Como ya hemos pasado por esto antes en este libro, la presión sólo hará que su amigo piense más en comer atracones. Tenerlo presente en sus mentes aumentará las posibilidades de otro episodio de atracón. Además, se sentirán aún peor después de que se atraganten porque ahora te están decepcionando. Te están perdiendo de alguna manera. Añade esa sensación a la verguenza de comer atracones, y tendrás un cóctel para un nuevo episodio.

No creo que haya nadie pasando por una enfermedad mental a la que le guste ser comparada con otros. No quiero saber sobre ese amigo tuyo que luchó contra el cáncer, se recuperó, perdió su habla, y cómo es capaz de ser feliz a pesar de eso mientras estoy aquí sintiéndome miserable. No quiero que me digas, "ya sabes, deberías sentirte afortunado; hay un poco de gente por ahí que desea estar tan bien como usted. No hace falta decir que sería aún peor decir algo en la línea de "mírala, ella también sufre de Trastorno Binge-

Eating, y se ve más delgada y más bonita que tú". Tan lejos, no puedo imaginar que necesites que te diga esto, ¿verdad?

Si quieres ayudarlos, debes escucharlos y tratar de entender cómo se sienten. Es mucho más fácil sentir que no estás solo cuando hay alguien que te entiende. Sé que no puedes leer mentes, y no estás pasando por las mismas dificultades que nosotros, pero aún podrías hacer un esfuerzo y tratar de conseguirlo. Va un largo camino para decir: "Entiendo por qué te sientes así". Es positivo para nosotros porque está validando. Al menos sabemos que no estamos equivocados al sentirnos así, y eso ayuda mucho.

Lo contrario de esto sería escuchar cómo nos sentimos y luego tratar de corregirnos, afirmando que debemos sentirnos de otra manera en su lugar. No es nada útil si estoy molesto porque quería perder peso, y tu respuesta es: "Creo que deberías ser feliz porque no has ganado ningún peso". Algo así como "no hay razón para que seas tan triste, deberías estar contento porque..." no es útil. Si esa es tu idea de ayudar, te ruego que lo reconsideres. Esto sólo nos hará sentir peor. No sólo nos sentimos como nos sentimos, sino que también estamos equivocados al sentirnos de esa manera. Anormal, inadecuado, un forastero, vergonzoso, una verguenza, los ingredientes perfectos para un nuevo episodio de atracón.

Obtener conocimientos especializados es una ventaja absoluta si quieres ayudar a un amigo o familiar con el trastorno de comer binge. El hecho de que estés leyendo este libro demuestra que estás dispuesto a ir más allá. Eso es genial, y estoy muy feliz por ti y por la persona que cuidas. Y sin embargo, si estás dispuesto a llegar tan lejos, también deberías considerar recibir asesoramiento profesional sobre la enfermedad. Así como tu amigo necesita ayuda profesional, él o ella se beneficiaría de que vayas a un terapeuta o consejero profesional. De esta manera, puedes entender por lo que está pasando. Mi esposo hizo esto hace mucho tiempo, y yo podía notar la diferencia.

Vivir con alguien con una enfermedad mental puede ser mental y emocionalmente agotador. Lo sabría porque podía saberlo cada vez que Alex estaba estresado, frustrado o simplemente cansado. Me hizo sentir terrible. A veces lo mejor que puedes hacer es cuidarte. El consejero de Alex le aconsejó que se tomara un tiempo para sí mismo, que recargara sus baterías, por así decirlo. Pasa un par de horas a la semana jugando videojuegos. Una vez por semana o cada dos semanas, le gusta salir a un bar y beber cerveza con sus dos mejores amigos (a veces vienen a la casa, y luego puede hacer ambas cosas, jugando videojuegos mientras bebe cerveza). Y si no tiene tiempo porque está enterrado en su trabajo, escuchar su música favorita también puede ser útil. Sólo cuídate; no puedes ayudar a nadie si necesitas que te cuiden.

Por último, no importa lo grande que creas que eres, no deberías tratar de tomar los problemas de tu amigo y fingir que eres capaz de resolverlos. Esta es probablemente común a todas las enfermedades mentales que hay. La idea de que puedes ser el salvador de alguien es algo que sólo sucede en las historias de los niños. Llevamos una enorme carga por nosotros mismos. Somos los que lo conocemos mejor que nadie. Fingir que puedes venir, quitarnos ese peso de en cargo con tu ayuda, y darle la vuelta a nuestras vidas por ti mismo puede ser un poco ingenuo. La intención es buena, pero no es posible. Al final de esto, puedes terminar sintiendo resentimiento hacia tu amigo porque "a pesar de todo lo que has hecho por él / ella, todavía no es suficiente." Eso sólo sucede porque has puesto una meta poco realista sobre tu amigo. Ambos no lo lograron. Después de esto, después de quedarse corto, estás molesto por fallar. Por otro lado, tu amigo probablemente siente la presión. Puede sentirse mal por fallar, y cuando agregas todo lo demás, los resultados son lo opuesto a lo que querías.

Estar ahí para tu amigo no es tan difícil. Sólo necesitas saber cómo hacerlo. Lo mejor que podrías hacer es evitar dañar a tu amigo. Si logras evitar obstaculizar a tu amigo, ya estás haciendo más que la mayoría si aprendes cómo puedes ayudar a tu amigo y hacer algo bueno en su lucha contra el Trastorno de Atracones.

Tu amigo te amará por esto. No tiene precio obtener el tipo correcto de ayuda.

Capítulo 14

Riesgo de suicidio

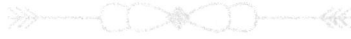

Si quieres saber si corres el riesgo de suicidarte, lamentablemente, lo más probable es que la preocupación provenga de un mal lugar. Si, por otro lado, estás leyendo este libro para averiguar cómo ayudar a un amigo o familiar que sufre de Trastorno de Atracón, Dios te bendiga. Eres digno de elogios, y tu amigo va a necesitar toda la ayuda que pueda conseguir.

Las personas con Trastorno de Binge-Eating, tanto como las personas con Bulimia Nervosa, siempre corren el riesgo de suicidarse. Nos falta autocontrol, y podemos ser muy impulsivos. Así que cada vez que nos sentimos horribles, hay una posibilidad que podría llevar al suicidio.

Sólo piensa en la forma en que un pensamiento intrusivo realmente puede llevarnos a hacer algo que realmente no queremos. Cuando ya somos conscientes de la enfermedad, y queremos detener los episodios de atracón, eso no es una mentira. No es un caso de "dices que no quieres, pero muy profundo, en el fondo, realmente lo haces". Eso es una simplificación excesiva de lo que está pasando dentro de nuestras mentes. Nuestro mayor deseo es dejar de hacernos esto a nosotros mismos, dejar de subir de peso. No queremos seguir sintiendo verguenza cada vez que caemos y comemos atracones. Tratamos absolutamente de evitarlo. Es sólo un momento de debilidad debido a la enfermedad.

¿Qué crees que sucede cuando esos pensamientos empiezan a sugerir una forma alternativa de salir de ese lío que estamos llamando una vida? ¿Crees que seremos capaces de controlarnos para siempre? Es un pensamiento muy peligroso, y es triste. Me entristece pensar en aquellos que fueron lo suficientemente sabios para obtener ayuda pero no recibieron ninguna porque nadie creía que estaban en riesgo de suicidarse. Cuando usted sufre de Trastorno de Atracón-Eating, siempre debe tomar esto en serio, y si usted es amigo de alguien que sufre de esa enfermedad y ve uno de estos signos, debe llevarlos a ayuda profesional de inmediato.

Por ejemplo, si alguien con un trastorno de atracón habla de querer desaparecer, es una bandera roja. Las conversaciones sobre querer salir para siempre, dormir para siempre, sobre no tener una razón para vivir, son todas banderas rojas y deben tomarse en serio. Si empiezan a hablar de ser una carga para el resto, para aquellos que aman, de no querer continuar debido a la enfermedad, deberías estar preocupado.

Las personas que sufren de Trastorno por Atracón pueden ser impulsivas, y así, pueden ser imprudentes. Si tienen ese tipo de personalidad, se dejarán llevar por comportamientos riesgosos como abusar de alcohol, cigarrillos, drogas, etc. Pero, si la persona afectada por la enfermedad no es así, y entonces comienzan a comportarse de esa manera que es una bandera roja. Si su amigo comienza a beber y fumar mucho, y comienzan con otras actividades imprudentes, sin desprecio por su seguridad personal, usted debe tener una charla profunda con ellos.

Los cambios de humor también son motivo para preocuparse. Cualquier deterioro del estado de ánimo debe ser notado como una posible bandera roja para el riesgo de suicidio. Si hay un aumento en la ansiedad, la ira, la depresión y el aislamiento, esa es una buena razón para estar preocupado. No todos los impedimentos del estado de ánimo deben interpretarse como un aumento del riesgo de suicidio, pero puede estar relacionado con el riesgo de suicidio si los cambios de humor son repentinos, especialmente si ves el resto de los signos.

Si los que sufren de Trastorno de Atracón comienzan a retirarse de las actividades sociales, eso es una bandera roja. Si empiezan a inventar excusas para evitar salir con sus amigos, si claramente prefieren pasar tiempo solos en sus habitaciones que salir, esa es una razón para preocuparse, especialmente si no eran así antes. Por ejemplo, siempre he sido un introvertido. Nunca tuve muchos amigos, y cuando tenía a Susan, a veces quería pasar tiempo sola en mi habitación en lugar de pasar el rato con ella. Se trata de cambios en el comportamiento. Si tu amigo solía ser más extrovertido y ahora está transmitiendo tus citas, deberías estar preocupado.

Si tu amigo empieza a hablar de la muerte, de morir, o de llegar a despedirse sin razón aparente, esuna gran bandera roja. Este es bastante específico. Siempre debes buscar este tipo de comportamiento. Si lo encuentras, por favor tómalo en serio. Las personas con signos tan claros deben ser monitoreadas por su familia. Deben ser conscientes de los riesgos, y deben buscar ayuda profesional. Internet está lleno de historias sobre personas que hablaron sobre la depresión y el suicidio antes de hacerlo. Las personas superpobladas por pensamientos suicidas están buscando ayuda. Hablar con sus amigos y familiares al respecto es uno de los comportamientos más comunes que puede encontrar. Al final, aquellos que cuentan estas historias lamentan no prestar atención en ese momento. Estoy seguro de que tú tampoco quieres ser así también.

Por último, si por casualidad descubres que tu amigo está planeando formas de suicidarse esa es posiblemente la bandera roja más grande. Si revisas el historial de su navegador y descubres que están buscando maneras de suicidarse, deberías saltar sobre eso inmediatamente. La gente es hospitalizada por este tipo de comportamiento. Por lo general, están en peligro de suicidarse que no deberían quedarse solos sin atención profesional.

Conoces a tu amigo o familiar que sufre de trastorno de atracones. Si usted sabe de un intento anterior de suicidarse, siempre debe estar en la búsqueda de otro y nunca bajar la guardia. Estadísticamente, aquellos que ya han intentado suicidarse son más propensos a intentarlo de nuevo. Necesitan ayuda y cuidado especial. Por favor, no los dejes solos.

Sé que todo esto puede parecer demasiado para algunos de ustedes. Puede ser agotador cuidar a alguien que es tan vulnerable. No todo el mundo está a la altura de esta tarea, y está bien. Lo entiendo completamente. No te culparía por ello, pero si realmente te preocupas por esa persona en tu vida que sufre de Trastorno de Binge-Eating, deberías cuidar de ellos. Si lo haces, creo que te has ganado tu lugar en el cielo.

Capítulo 15

Te aman para salvarte

Está lloviendo afuera. La sala está llena de música rock y pop de los años 90 del estéreo, y nuestro protagonista yacía llorando sobre su sofá; atormentada por una enfermedad que nunca pidió, que está demostrando ser mucho más de lo que podía manejar. La mesa frente a ella está llena de bolsas de patatas fritas y cuencos con helado y galletas, y ella se las está comiendo, lágrimas corriendo por sus mejillas sobre sus bocadillos. Hay un par de golpes en la puerta. Al principio, ella no responde, pero la persona de afuera no se rinde. El flequillo en la puerta se pone un poco más difícil, asegurándose de anunciar la presencia de esa persona afuera. Nuestra protagonista mira hacia arriba con su maquillaje diluido de sus lágrimas, extendiéndose hasta sus pómulos. Se pone de pie y va a conocer al héroe de la historia. Por supuesto, él está allí; trajo rosas y una botella de vino. Está aquí para decirle que no importa por lo que esté pasando, lo pasarán juntos. No hay nada que ella pueda hacer para enviarlo lejos. La escena termina con un beso. Nuestro héroe sostiene al protagonista en sus brazos, y mientras suelta, deja que las fichas que sostenía se le averíen de los dedos, cayendo al suelo. La historia del beso de un príncipe encantador que hará desaparecer la maldición es tan antigua como el tiempo.

Se ha representado de la misma manera con las enfermedades mentales, ¿es esto real? ¿Esto es lo que pasa en el mundo real?

No puedo hablar de la experiencia de todos. Sólo puedo decirte cómo fue para mí. Conocí a Alex después de mudarme a una nueva escuela secundaria. Todavía tenía mucho sobrepeso, introvertido, y no confiaba en ninguno de mis compañeros después de mi última experiencia en la otra escuela. Sólo quería un nuevo comienzo donde nadie me conociera, en algún lugar sin intimidación y insensatez. Alex también era de alguna manera un introvertido. Siempre tenía la nariz profundamente en un libro durante el recreo, así que empezó a notarme cuando ambos estábamos leyendo solos en nuestros respectivos bancos.

La primera vez que me habló, me asusté. Quería que se fuera, y puede que haya respondido de una manera dura, pero de alguna manera se las arregló para no tomarlo de mala manera. Un par de días después, tuvo el valor de pedirme una cita. Quería ir conmigo a algún lugar donde pudiéramos comer helado. Tan pronto como dijo eso, mi cara se puso roja como un tomate. También me asusté de poder comer en exceso (Dios no lo quiera, tal vez me habría puesto tan nervioso que podría haber terminado en un episodio de atracón). Dije que sí a salir, pero sugerí que podíamos ir a mi parque favorito en su lugar. Era bastante agradable, y podíamos caminar alrededor de él. Eraotoño, así que el clima era encantador, y los árboles estaban todos pintados de naranja, marrón y amarillo.

Dijo que sí. Esa primera cita fue incómoda porque ninguno de nosotros hablaba demasiado, y luego me di cuenta de que no hablar no era tan catastrófico como pensé. En nuestras siguientes fechas, descubrimos que podíamos pasar tiempo juntos en silencio sin sentirnos incómodos al respecto. Pasamos tiempo leyendo uno al lado del otro y viendo películas. Me sentaba junto a él en su casa mientras juega videojuegos. Todo esto sucedió a medida que poco a poco nos volvimos más cariñosos, más acostumbrados el uno al otro, más cerca.

El final de esa historia es bastante obvio. Estamos casados, felizmente casados, como puedo añadir, y tenemos dos hermosas hijas. Es un gran esposo, mi compañero de vida, y más o menos consciente de mi trastorno de comer atracones. Hace todo lo posible para ayudar. Me apoyó en cada decisión que tomé con respecto a nuestras hijas y en cómo las criaríamos. Sigue mi dieta, así que es más fácil para mí mantenerla, y a veces incluso hace ejercicio conmigo. En realidad, es todo lo que podría haber pedido. Es mi caballero con una armadura brillante, listo para ayudarme a vencer a este monstruo al que llamamos Trastorno de Binge-Eating. Aunque todo esto es cierto, no puedo decir que él fue un factor decisivo en mi recuperación.

Cuando conocí a Alex, ya estaba luchando contra esta enfermedad. Iba a terapia, comía más sano, hacía mi refuerzo positivo, mantenía mi diario, etc. Yo ya estaba en el camino de mejorar, y él sólo apareció en mi vida. Mirando hacia atrás en él, tal vez se sintió más atraído por mí debido a ello. Puede haber sido posible ver cómo estaba en el camino para mejorar. Tal vez no era tan azul y sombrío como solía ser. Pero aún así, todavía tenía problemas con esta enfermedad, y tuve que hacer la mayor parte de esto solo. Por la parte más difícil, sólo fui yo contra el Trastorno de Atracones. Estaba al acecho en cada esquina, esperando a que me resbale para que pudiera tomar el control y hacerme atracar. Nadie fue capaz de enfrentar eso por mí, y eso fue justo. Tuve que aprender autocontrol, y eso era imposible si recibía ayuda.

Nunca le dije nada a Alex al principio. Cuando decidí llevarlo a casa para conocer a mi familia, me aseguré de que nadie le dijera nada inapropiado sobre la enfermedad, y todos estuvieron de acuerdo. Cada vez que lo estaba pasando mal, me aseguraba de mantenerme alejado de él. Sabía que era probable que comiera atracones, y no quería escapar de él en medio del parque para poder llenar un par de hamburguesas con queso, papas fritas y un batido.

Trajo algo positivo a mi vida, y con eso, puedo decir que era un poco más fácil luchar contra la enfermedad. Me hizo sentir apreciado, cuidado y admirado de una manera que nadie me había hecho sentir antes. Sabes que tu familia te ama, pero en cierto modo, se supone que lo hagan. Debido a esto, una parte de ti no permitirá que ese cuidado aumente tu autoestima de la misma manera que lo haría el cuidado y la apreciación de un extraño. Esto era invaluable, y lo amaba por eso, todavía lo hago.

Por otro lado, no todo son rosas y miel en las relaciones. Cualquier relación puede ir al sur muy rápido. Todos tenemos nuestros problemas, nuestras pequeñas peleas, y fue difícil para mí. Después de que me acostumbré a su presencia en mi vida, aquellos días en los que estaba teniendo problemas con él no eran tan buenos para mis episodios de atracón. Cualquier cosa que me hiciera sentir terrible, inútil, avergonzada de mí misma, o simplemente mala en general fue negativa para mis atragantos. Y si terminé en un episodio de atracón, la verguenza que sentí dentro de mí me hizo sentir peor. Entonces estaba en temporada de atracones otra vez. Fue tan terrible como cualquier otra cosa que podría haber salido mal en mi vida. Por ejemplo, querer vestirme bien para él, mirarme en el espejo y descubrir que no me veía como quería, siempre fue un desastre para mí. Conseguir lucir un poco mejor sólo para verlo y pasar toda la tarde juntos sin que él se dé cuenta también fue realmente malo para mí.

No le dije nada sobre mi enfermedad hasta que sentí que estaba recibiendo el control de ella. No quería asustarlo. Cuando le dije que se detuvo mucho, luego me disparó pregunta tras pregunta hasta que entendió lo que estaba pasando tanto como pudo. Empezó a ayudarme a perder peso, y empezó a comer sano conmigo. Eso fue de gran ayuda. Comer comida china en nuestras citas, por ejemplo, era una opción bastante saludable, mucho mejor que la pizza y los nachos. Tomó esto de la mejor manera que pudo, y estaré eternamente agradecido por eso. Lo amo con todo mi corazón.

En general, Alex es un gran tipo. Siempre lo ha sido. El hecho de que ninguna relación sea perfecta no significa que fuera malo para mí ni nada. En cuanto a la pregunta que escribí como el nombre de este capítulo, siempre le aconsejaría que no confíe en nadie más que en usted mismo. Siempre es agradable tener ayuda. Usted debe tratar de obtener ayuda de las personas cercanas a usted, y su otro significativo realmente puede llegar a ayudar, pero puede ser tanto como él puede no ser. Recuerdo que por el tiempo que pasé en terapia de grupo, aprendí de mi amiga Caroline que una mala pareja realmente podría arruinarte y empujarte hacia el Trastorno de Binge-Eating. Si tienes su ayuda, es genial, pero si no lo haces, aún debes hacer esto por ti mismo. Nadie va a estar tan afectado por esto como tú. Nadie va a trabajar para esto más que tú. Y definitivamente, nadie va a hacer esto por ti. Debes hacer esto por ti mismo.

Capítulo 16

Elevar a su Descendencia

Me aterrorizaba que una de mis hijas llegara a ser como yo. La única idea hizo que mi corazón se hundiera. No estaba tan adelantado como lo estoy ahora en lo que respecta a esta enfermedad cuando quedé embarazada de mi primer hijo, y esto es lo que ocupó el 70% de mi mente. No quería que siguieran mis pasos, que terminaran como yo.

Después de pasar algún tiempo con Barbara y Mary en terapia de grupo, me enteré de que esta situación era peligrosamente posible. El trastorno de comer atracones puede ser parte de la cultura o tradiciones de una familia, al igual que la obesidad, el alcoholismo y cualquier otro mal hábito del tipo. Si es algo que es normal en tu familia, puede ser mucho más agresivo e inevitable. No quería que resultaran como yo, que pasaran por el mismo sufrimiento.

Afortunadamente, ninguno de ellos lo hizo. Colocaré aquí todas las medidas que tomé al respecto para que puedan repetirlas con sus hijos. Estoy seguro de que aquellos de ustedes que tienen hijos sienten lo mismo que yo. Quieres salvarlos de comer atracones. No te preocupes; es totalmente posible.

En primer lugar, y creo que esta es la medida más importante que puedes tomar, asegúrate de darles suficiente amor y afecto. Sentirse solo y rechazado es muy difícil, no importa quién seas. Puede llegar a ser realmente brutal. Tener a tu familia como respaldo puede salvarte la vida. Tuve la suerte de tener el amor constante de mi madre conmigo, y todavía desarrollé la enfermedad, así que supongo que puede que no sea suficiente para salvar a todos. Teniendo en cuenta esto, mi esposo y yo nos esforzamos mucho para mostrar a nuestras hijas que las amamos. Encontramos el tiempo para pasar tiempo con ellos. Constantemente los felicitamos. Además, siempre prestamos atención a lo que tienen que decir y expresar.

Amar a tus hijos es genial, pero también debes asegurarte de que tu amor no venga sólo en forma de comida. Me encanta la comida, y a mis hijas también les encanta, así que es realmente tentador darles algo sabroso cada vez que quiero hacerlos felices o celebrar un logro. Si lo piensas, eso es muy profundo en nuestra cultura. Hemos detectado un problema desconocido. Si uno de tus hijos acaba de ir a la secundaria, ¿qué haces? Los llevas a su restaurante favorito de pizzas o hamburguesas. ¿Ganaron algún concurso? ¿Son los nuevos campeones de ajedrez en la escuela? ¿Qué mejor manera de celebrar que ir a comprar helado? Nos viene naturalmente, pero eso no significa que sea lo mejor.

Si mis hijas obtienen buenas calificaciones, o si tienen una presentación de ballet, trato de no elogiarlas a través de una buena cena con hamburguesas con queso. En vez de eso, los llevaré al cine, por ejemplo. Pueden tener palomitas de maíz y barras de caramelo y todo lo que quieran, pero el evento principal no es la comida. El foco cae enteramente sobre la película. Los tomo patinando sobre hielo, por ejemplo. Les encanta. Pueden hacerlo durante horas a la vez. Y una vez más, no les estoy mostrando mi amor a través de la comida. He encontrado una mejor manera de mostrarlo, una manera más saludable. He evitado la conexión mental entre mi amor y la comida. Todavía cocino una buena comida para ellos de vez en cuando, pero esa no es la única manera de unirnos.

Parte de mis problemas con la comida era que casi se sentía como el amor de mi madre. Su amor vino a mí primero de esta manera. Ella siempre hizo grandes comidas para nosotros con esos sabores caseros que todos anhelamos de nuestra infancia. Me hicieron sentir muy bien, y a medida que crecía, se convirtió en lo único que me hizo sentir bien. Ella casi parecía leer mis pensamientos cada vez que estaba azul; entonces, ella vendría con galletas recién horneadas para animarme. A veces venía con un abrazo y un beso en la frente, pero sobre todo no había necesidad de eso. Las comidas ya me hicieron sentir apreciada y cuidada. La comida era amor; así es como lo supe antes de que empezara a ser mi enemigo.

Amo a mi madre, y sé que tenía buenas intenciones, pero reconozco que fue un error. No iba a cometer los mismos errores con mis hijas, así que tuve que encontrar nuevas formas de animarlas y expresar mi amor. A mis hijas les gusta jugar videojuegos, así que me aseguro de encontrar el tiempo para jugar mario Kart con ellas.

Les encanta bailar, así que toco el piano para ellos mientras bailan en la sala de estar. Les encanta patinar, así que les tomo patinaje sobre hielo en ocasiones especiales. Vamos a salas de cine, vemos Netflix en familia y encontramos maneras de pasar tiempo juntos. Sé que puede ser difícil encontrar el tiempo para hacer todo esto, pero seguramente no es necesario. Mientras encuentres una manera de expresar tu amor a tu descendencia que no dependa enteramente de la comida, estarás bien. Y lo que es más importante, tus hijos también van a estar bien.

Este puede ser difícil, y un poco injusto, pero sé que es mucho menos probable comer atracones si no tienes problemas con tu cuerpo, lo cual es más fácil de prevenir si no tienes sobrepeso. No quería que mis hijas tuvieran sobrepeso. No quería que pasaran por las mismas cosas que me pasaron, así que hice un esfuerzo con respecto a eso cuando las criaba.

Esto es lo que hice. Ya entendí cómo llevar una dieta saludable, así que lo hice con mis hijas. Yo fui responsable de ello. Fuimos a un nutricionista para desarrollar un plan que les permitiera mantenerse en forma y crecer saludables. Comieron cinco comidas. Los tamaños eran proporcionales a su edad y peso (teníamos una escala para medirlo todo), y me las arreglé para deslizarme a través de un par de comidas bastante poco saludables sin ponerlos fuera de forma. Si aún así sigues teniendo problemas, una página para los días de la página de ayuda de Goscidespizza, heladoy y aperitivos, pero la mayoría de su comida era saludable, y todavía era buena. Soy una gran cocinera, al igual que mi madre, así que todo lo que hice fue bueno y sabroso, pero puede que no siempre sea suficiente. Los niños comen a través de sus ojos; si la comida no se ve bien, tienes que encontrar una manera de hacer que parezca más atractivo. A los niños no les gusta el brócoli, pero no les importa tener crema con brócoli, papas, zanahorias y pollo. Los guisantes a menudo se dejan a un lado en el plato, pero si lo sirves mezclado con el arroz, agrega trozos de zanahorias y pimientos, y luego termina siendo una comida colorida, alegre y deliciosa. No es imposible hacer que coman buena comida, pero sólo tienes que encontrar una manera.

Hemos detectado un problema desconocido. Para sus hijos, puede ser béisbol, fútbol, fútbol, artes marciales, lo que les guste más. Para mis hijas, era bailar. Les encanta el ballet, y es un gran ejercicio. A todo el mundo le gusta algo que significa moverse. Si su hijo sólo quiere jugar paintball o airsoft (al igual que mi marido), eso también funciona. No importa lo que sea, siempre y cuando lo hagan un par de veces por semana. Eso les ayudará de muchas maneras a través de la vida. Estar sano es extremadamente recomendable, y no tener sobrepeso es ideal para la autoestima.

Hay que tener cuidado de no ir al extremo opuesto del espectro. Sus hijos nunca deben sentir que están a dieta, y mucho menos tener miedo de aumentar de peso. Y si lo son, nunca, pase lo que pase, sentirse autoconscientes al respecto. Nunca le digas a tus hijos que no deberías comer algo porque eso te engorda. Nunca debe introducir ese miedo en sus mentes jóvenes, que el pensamiento puede incluso provocar un tipo diferente de trastorno alimenticio.

Así que debes tener a tus hijos en una dieta saludable, llevarlos a cualquier actividad extracurricular que les permita hacer ejercicio regularmente, y aún así permitirles refrigerios porque no hay manera de tener la infancia feliz sin golosinas y golosinas. Trate de que estén sanos, para mantenerse saludables, pero no se lo ponga difícil. No puedes ser demasiado estricto al respecto, o acabarás provocando otro tipo de trastorno alimenticio.

También debe tener cuidado con su experiencia educativa. Me intimidaron bastante cuando era joven, hasta la secundaria. Sé lo difícil que puede llegar a ser, cuánto puede doler, y sé mejor que dejarlos pasar por la misma situación horrible que tuve que soportar. No puedes ir a la escuela con ellos, tampoco deberías pelear sus batallas por ellos, pero eso no significa que no haya manera de mirar por encima de sus hombros. Antes de llevarlos a la escuela, me aseguré de que su política sobre el acoso era estricta. También hablé con sus maestros regularmente sólo para revisar a mis hijas, pidiéndole al personal de la escuela que las vigilara. No puedo decir con seguridad si sufrieron de algún acoso, pero hasta mi mejor conocimiento, no lo hicieron. Tampoco desarrollaron un trastorno de la alimentación.

También me aseguré de que supieran lo hermosos que eran. La percepción de la belleza es subjetiva, la belleza está en el ojo del espectador, así que si les enseñé a creer que eran hermosas. Realmente se sentirían así consigo mismos, y no hay victoria más grande que eso. Todo lo que tienes que hacer es decirles que son bonitas. No es tan duro, comentarios simples y cortos como "te ves tan lindo en ese vestido" y "Me encanta tu cabello hoy" hará el truco. Por supuesto, nunca deberías enseñarles que son hermosos degradando el resto. Quería que mis hijas estuvieran seguras sin ser las mismas que las que me lo pasaron mal en la escuela. Les enseñamos a respetar a todos los demás a su alrededor. Por mucho que se sientan bonitos, no significa que se sientan más bonitas, mejores o superiores a todos los demás.

Mis hijas ya son un poco mayores, y salieron bien. Hacen ballet, van a la escuela, y por todas las apariencias, viven una infancia feliz. Tienen un peso saludable, no se atragantan, y por lo que sé, no son víctimas de acoso en la escuela.

Se puede hacer. Es posible. Como alguien que sufrió de Trastorno de Binge-Eating, te digo que podrías tener a tus hijos, criarlos y salvarlos de ser como tú.

Es demasiado bueno ver a mis hijas brillar con la luz de su felicidad y salud. Estoy tan orgulloso de ellos.

Capítulo 17

Hacer la paz

Por fin estamos aquí. Ya te he enseñado casi todo lo que deberías saber para sobrevivir a esto. Cada consejo que he reunido que me ayudó a través del comienzo de esta enfermedad, y los que estoy seguro que me hubiera encantado tener cuando los necesitaba.

Ya casi estás listo. Ahora puedes ir y sanar tu relación con la comida. No hay necesidad de verlo como su enemigo como parte de su enfermedad. Una parte del proceso de curación es ser positivo, lo cual es imposible si estás viendo enemigos en todas partes. No puedes tener algo que necesites para sobrevivir como tu peor enemigo.

Te aconsejo que empieces a comer como si fuera un ritual religioso. Tu cuerpo es tu templo. Es sagrado, y necesitas tratar tu comida como el combustible sagrado que te mantendrá vivo. Esto sirve para dos propósitos: Primero, después de odiarse tanto, apreciarse a sí mismo y su cuerpo es un buen cambio de escenario; por último, pero no menos importante, te obliga a mantenerte concentrado en el proceso de comer y comer más despacio.

Creo que el efecto más importante, el que crea un cambio más grande en tu relación con la comida, es comer más despacio. Siento que cada vez que estoy en un episodio de atracón, mi mente se queda en blanco, entonces empiezo a comer como una máquina. Me vuelvo como un animal salvaje sin siquiera darse cuenta. Durante este tipo de trance, soy muy consciente de la comida que estaba comiendo; simplemente desaparece delante de mí. Obligarme a comer más despacio me hace pensar en mi comida. De hecho, siento que estoy comiendo; cada bocado empieza a importar.

Cuando comes lentamente, necesitas menos comida para sentirte lleno. Cuanto más masticas, más cree tu cerebro que estás comiendo, más satisfecho estarás. Enfocarse en cada bocado, tomar menos de un bocado completo cada vez, y evitartragar todo justo después de que golpea su lengua todo ayuda en hacer que se sienta satisfecho. Además, cuando me tomo demasiado tiempo comiendo, me siento menos en riesgo de caer en un atracón. Una de sus características más importantes es que ocurre durante un corto lapso de tiempo. Comer a un ritmo lento me ha ayudado a comer menos, y a apreciar la comida por su calidad en lugar de su tamaño.

Sé que dije que ese fue el efecto más importante que obtendrás de hacer de tus comidas una experiencia espiritual, pero eso no significa que las otras ventajas deban quedar fuera. Desde que era pequeña, nunca traté mi cuerpo con respeto. No estaba orgulloso de ello. En realidad, estaba bastante avergonzado. Lo vi con asco, y todo lo que sentía por él era odio. Siempre me pareció una maldición. No merecía ser así, y nadie debería sentirse así, especialmente una niña.

Cuando empecé a trabajar en mi autoestima, solía hacer un montón de refuerzo positivo, como se puede recordar de antes en este libro. Fue bueno para mí, pero aún así, no lo compré al 100%, especialmente al principio. Cuando me miré en el espejo, pensé: "Soy hermosa", y una voz muy fuerte desde dentro de mí me dijo: "No, no lo eres". Ya sabes cómo somos. Tenemos una tendencia a pensar en blanco y negro, así que pensé que era absolutamente horrible. Se sentía horrible. Aún así, traté de ignorar esa voz. Responder a la enfermedad no es la mejor manera de derrotarla. A menudo es más fuerte después de eso.

Hay otra manera de responder a esto. Sí, deberías decir que eres hermosa, pero también deberías importar lo que pase, parece que mereces afecto. Mereces cuidarte a ti mismo y a tu cuerpo. Tu cuerpo es tu templo. Cuando empiezas a tratarlo de esa manera, es más fácil vivir con él. Y es más fácil de creer, cuando dices que tu cuerpo es tu templo, la voz profunda desde dentro sólo puede responder "no, no lo es, es horrible", y puedes decir "no importa lo que parezca, sigue siendo mi templo, y es sagrado". La voz no tendrá nada que responder a esto. Tratar tu cuerpo como tu templo es más fácil si cada vez que comes, tratas tu comida como un regalo para tu cuerpo. Es ambrosía para la diosa que vive en mi cuerpo; oro y perlas para el castillo en el que vive.

Tratar su comida de esta manera le dará un nuevo significado. Ya no podrás odiarlo. La comida se convierte en tu aliado, algo que necesitas para cargar tus baterías y una ofrenda adecuada para tu templo.

La comida tiene que convertirse en algo de lo que no estás terriblemente avergonzado. La gente no debería ser atormentada por sus dietas. Una vez que llegues aquí, quiero que puedas perdonarte a ti mismo si comes algo que está un poco fuera de tu dieta. Así que comiste una rebanada de tarta de queso con una bola de helado en la fiesta de cumpleaños de uno de tus hijos, y la estás comiendo con el resto de las madres mientras los niños juegan felices en el patio trasero. Si los niños comieron lo mismo, lo más probable es que sean felices por ello; usted, por otro lado, están rodeados de mujeres que se sienten culpables por comer esto. Es ideal para evitar comer estos platos poco saludables, pero eso no significa que no vayas a volver a comerlos nunca en tu vida. Lo más probable es que te los comas, y si lo haces, debes hacerlo con facilidad, en paz. Después de todo, una sola mordida no dañará. El Trastorno de Comer Atracones es tan poderoso porque cabalga sobre tu verguenza y verguenza. Esto tiene que parar o de lo contrario pasarás el resto de tu vida a su merced, siempre vulnerable a ella, a solo un pequeño escabullirse de un nuevo episodio de atracón.

Una vez que tienes tu vida en orden y ves resultados en tu medida mensual de la escala, es más fácil hacer las paces con los pequeños bocadillos. Sólo tienes que concentrarte en cuánto te mereces esto, y después de pasar por esto, lo haces.

Alcanzarás la paz cuando puedas comer sin sentir culpa ni verguenza. La paz con la comida significa estar en paz contigo mismo. Te ama como eres.

Conclusión

Muchas gracias por leer hasta este punto. Si compraste este libro y te tomaste el tiempo para leerlo, no hay manera de que no vayas a superar esto. Ya estás por delante de la mayoría de las personas que sufren de este trastorno. Sabes que estás enfermo, sabes lo que tienes, y sabes la manera correcta de luchar contra esto y ganar.

Lo que queda para ti es empezar a aplicar esto. Te aconsejo que empieces con tu familia y amigos. Hacer esto por tu cuenta, incluso si sabes exactamente qué hacer, podría ser muy difícil. Sé que puedes obtener toneladas de ayuda de ellos, y si realmente sientes que no lo harás, lo más probable es que te sorprendas. Hay alguien para todos, incluso para los más solitarios de nosotros. Incluso le aconsejo que lea este libro. Aquellos que están especialmente interesados en ayudarle deben saber cómo hacerlo. Te entenderán mucho mejor una vez que lean este libro.

Después de recibir ayuda de su familia, sus amigos más cercanos y su otro significativo si tiene uno, debe obtener ayuda profesional. Un psiquiatra sería mi primera opción, pero tal vez eso sea un poco caro para todos. Además, tal vez sientas que un psiquiatra está demasiado estigmatizado, y no quieres ser percibido como "ese lunático que va a un psiquiatra". Bueno, en primer lugar, no estoy de acuerdo con esa mentalidad. El estigma sobre las enfermedades mentales es extremadamente injusto e innecesario. Además, hoy en día, la gente percibe las enfermedades mentales como normales. Aún así, si un psiquiatra no es como tú, puedes ir a un terapeuta o a un psicólogo clínico. Lo único que importa es hacerlo.

También debe solicitar terapia de grupo. Hay una manera de obtener algunas de las ventajas que describí sin realmente ir a la terapia de grupo. Podrías ir a un foro y conocer gente con Trastorno de Binge-Eating, compartir historias y tener esa sensación de que no estás solo. También puedes ir a reuniones de atracón u organizarlas en tu ciudad si no tienes ninguna. Hablar, poder vincularse con otra persona que está pasando por los mismos problemas que enfrentas es invaluable, pero eso no es lo único que obtendrás en la terapia de grupo. Durante la terapia de grupo, tendrás un guía. Alguien, habrá tratamiento a todos los miembros del círculo. Aprenderás viendo a otro ser humano enfrentando los mismos problemas que enfrentas, y estarás eternamente agradecido por ellos, porque serán tus mejores maestros. En resumen, obtén la ayuda profesional que te lleva a la terapia de grupo.

Estos son los dos primeros pasos que debe seguir. Son los más significativos, y tienen la mayor oportunidad de cambiar tu vida. Sin embargo, eso no significa que sea lo único que debes hacer. En un momento dado, pero más pronto que tarde, deberías comenzar con los pequeños cambios en tu vida. Comience con el diario, los refuerzos positivos, para hacerse amigo de su enfermedad, para mantener una dieta realista, etc. Todas estas cosas realmente suman a largo plazo. Esto es lo que en última instancia te salvará.

¡Estoy muy emocionado por ti! ¡Estoy tan feliz de que te cuides y venzas a esta cosa! Mi corazón está lleno de alegría sólo pensando en cada chica y mujer por ahí como yo que pasaron por esto y ahora mismo está listo para mejorar.

Después de escribir este libro para ti, con tu imagen en mi cabeza, siento que te conozco. Me preocupo por ti y te deseo lo mejor.

Ahora que estás en el camino de salir de este laberinto, ven a verme del otro lado.

Recursos

www.waldeneatingdisorders.com

www.webmd.com

www.healthline.com

www.eatingdisorderhope.com

www.eatingrecoverycenter.com

www.psychcentral.com

www.nationaleatingdisorders.com